La bible du débutant en Yoga

63 postures illustrées pour perdre du poids, soulager le stress et trouver la paix intérieure

Copyright © 2015 par Tai Morello

Table des matières

Introduction

Vu de l'extérieur, le yoga peut apparaître comme une pratique ésotérique, mystique, exclusivement réservée aux moines tibétains et aux maîtres spirituels. Rien n'est plus faux. Le yoga est non seulement accessible à tous, mais il est également facile à apprendre si on l'aborde avec le bon état d'esprit, et ses bienfaits ne se font pas attendre.

En effet, plusieurs études ont confirmé qu'une seule séance de yoga auprès de patients d'un hôpital psychiatrique permettait de réduire considérablement la tension, l'anxiété, la dépression, la colère, l'agressivité et la fatigue.

Dans ce livre, vous apprendrez pourquoi de nombreuses célébrités, comme Robert Downey Jr, Jennifer Aniston et Russel Brand, s'accordent des parenthèses dans leur emploi du temps chargé afin de s'adonner à la pratique du yoga, qui a transformé leur vie.

Ce livre vous montrera comment intégrer des techniques de yoga simples dans votre routine quotidienne, grâce à quoi vous mènerez une vie plus saine, plus heureuse et plus satisfaisante.

Merci d'avoir choisi ce livre – vous êtes sur le point d'embarquer pour un voyage qui vous ramènera à l'état de paix, de joie et de bonheur que vous êtes né pour habiter.

Qu'est-ce que le yoga?

Avant d'aborder l'aspect pratique des diverses postures yogiques, nous devons d'abord préciser ce dont on parle et à quoi cela sert. Le yoga est pratiqué en Inde depuis des millénaires. Le mot yoga vient du sanskrit et appartient à la même famille que le mot français « joug ».) Tout comme le joug permet de lier un animal de trait à une charrette, le yoga relie le corps et l'esprit dans une union harmonieuse. Sur le plan spirituel, le yoga unit l'expérience personnelle de chacun à une expérience de la réalité absolue.

Le mot yoga renvoie à une grande variété d'anciennes pratiques spirituelles indiennes. Ces pratiques visent à libérer l'individu de son expérience de soi et du monde - ordinaire, limitée et entravée -, pour atteindre un état complet et infini de liberté totale.

Nous pouvons donc d'ores et déjà en finir avec l'idée que, pour faire du yoga, vous devez adhérer à un groupe religieux et renoncer à toutes vos croyances pour adopter de nouvelles doctrines et d'étranges comportements. Si vous ne croyez pas à l'idée métaphysique que le yoga peut engendrer une transformation spirituelle, cela n'a aucune importance. Le yoga est, avant tout, une expérience *personnelle, pratique* et *empirique.* Les bénéfices que vous en tirez dépendent de l'engagement que vous y mettez ; vos objectifs et vos attentes détermineront les effets positifs que votre pratique du yoga aura sur votre vie.

En fait, beaucoup de gens associent le yoga à un ensemble de mouvements et de positions physiques plus ou moins acrobatiques. Certains considèrent même que le yoga n'est rien de plus qu'une pratique glorifiée du stretching. Mais le yoga est bien davantage que cela. Il vise à créer un équilibre entre le corps et l'esprit, à les unir et à les faire communiquer étroitement.

De récentes recherches scientifiques portant sur les effets du yoga sur le corps et l'esprit ont montré que ces pratiques physiques sont sources de bienfaits considérables pour la santé physique et psychologique. Elles peuvent notamment vous aider à perdre du poids, tonifier vos muscles, traiter un certain nombre de problèmes de santé, améliorer votre souplesse et votre posture, détendre et assouplir vos muscles, réguler votre appétit. Elles atténuent également ces souffrances psychologiques bien trop fréquentes qui sont liées au stress, à l'anxiété et à la dépression. Elles améliorent également la concentration, affinent la conscience et jouent un rôle positif sur l'humeur et l'intelligence globale.

Le yoga procure un sentiment profond de bien-être physique et psychologique. Grâce à la pratique du yoga, une véritable harmonie se développera entre votre corps et votre esprit. C'est ici la leçon essentielle du yoga : en nous connectant plus profondément avec notre corps, nous allons plus loin dans notre expérience en tant qu'êtres incarnés. Cela va, à son tour, enrichir notre vie à mesure que nous intégrons la prise de conscience du yoga dans notre monde quotidien.

Enfin, quelques mots de mise en garde sont nécessaires en ce qui concerne les pratiques qui suivent. Certaines postures de yoga peuvent être dangereuses si vous n'êtes pas prudent. Vous pouvez vous blesser en essayant de pratiquer certaines postures. C'est pourquoi nous vous recommandons la prudence. Soyez toujours à l'écoute de ce que votre corps vous dit, et ne faites rien s'il commence à ressentir tout inconfort ou la moindre douleur. Parfois, votre corps vous chuchotera :

« Hum, peut-être pas. » Parfois il vous criera : « PAS QUESTION, ARRÊTE TOUT DE SUITE ! » Soyez prudent, et écoutez ces messages.

Bien que ce livre soit destiné à vous présenter les postures physiques et l'aspect méditatif du yoga, il est fortement conseillé que vous appreniez le yoga sous la supervision d'un instructeur qualifié et expérimenté. Un bon professeur de yoga vous aidera à éviter des erreurs et des blessures, à corriger votre posture et il vous guidera dans les stades plus avancés de la pratique à mesure que vous approfondissez votre connaissance du yoga.

Postures de yoga pour une santé optimale

Ce chapitre est divisé en plusieurs sections. La première section vous présente *Surya Namaskara*, un des enchaînements de postures les plus célèbres et les plus importants du yoga. Les postures de *surya namaskara* procurent de nombreux bienfaits pour le corps et l'esprit ; ils réduisent le stress, améliorent l'humeur, favorisent la perte de poids et le tonus musculaire, et aident à soulager de nombreuses maladies courantes. *Surya namaskara* peut s'avérer extrêmement efficace pour améliorer votre santé globale, c'est pourquoi nous lui consacrons une section entière.

Les autres sections de ce chapitre présentent les différentes postures selon les effets recherchés. Une section concerne la perte de poids et la tonification des muscles, une autre porte sur diverses applications thérapeutiques, notamment pour soulager les maux de dos et réduire l'anxiété et la dépression. De nombreuses postures procurent des bienfaits dans plusieurs domaines, mais elles sont ici organisées selon leurs principaux avantages.

Surya Namaskara / Salutation au soleil

Cet ensemble de postures est l'un des exercices de base les plus populaires du yoga. *Surya* signifie le soleil et *namaskara* exprime l'hommage ou la salutation. Ces postures procurent de nombreux bienfaits sur le plan physique et sont également une façon d'honorer la lumière positive et vivifiante du soleil. Grâce à *surya namaskara*, le pratiquant assimile l'énergie bénéfique et dynamisante du soleil, illuminant ainsi son corps et son esprit.

Des recherches scientifiques corroborent la sagesse traditionnelle sur les bienfaits de *surya namaskara*. Même si vous ne réalisez pas d'autres postures, dix ou vingt minutes de *surya namaskara* chaque jour réduira votre stress et améliorera globalement votre santé physique. Des chercheurs ont noté une différence selon que cet enchaînement est réalisé lentement ou rapidement. En effectuant ces postures plusieurs fois rapidement, vous éprouvez des bienfaits similaires à d'autres exercices d'aérobic et améliorez votre santé cardiovasculaire et respiratoire. Ces bienfaits sont considérables, car cela favorise la perte de poids, améliore la digestion, renforce les muscles abdominaux, réduit le stress et l'anxiété, augmente la souplesse, tonifie les muscles des bras et des jambes, renforce le dos, rajeunit votre apparence et, pour les femmes, cela favorise un cycle menstruel régulier.

Un seul enchaînement se déroule en douze postures — sept postures de base, qui sont ensuite reprises à l'envers pour revenir à la posture initiale. Vous comprendrez de quoi il s'agit lorsque nous détaillerons les postures une par une et vous apprendrez comment elles s'enchaînent.

1. *Pranamasana / Posture de la prière*

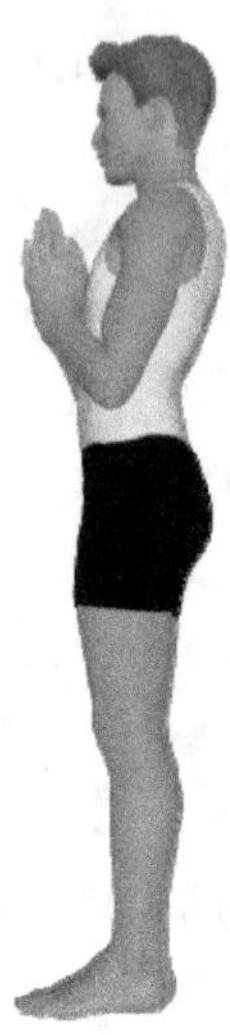

Commencez debout, avec les pieds joints. Le dos, le cou et la tête doivent être bien droits, afin que votre corps tout entier soit aligné. Joignez les paumes de mains à hauteur de votre cœur dans un geste de respect. Respirez normalement, de manière détendue. Relâchez entièrement votre corps, et sentez le poids de votre corps à l'endroit où vos pieds touchent le sol. Concentrez-vous sur chaque inspiration et expiration, afin que votre attention se concentre sur les mouvements de votre respiration. Vous pouvez fermer les yeux ou les garder ouverts en regardant devant vous.

Pranamasana instaure un état d'esprit calme et méditatif au début de votre séance. Elle induit la relaxation et fixe votre concentration, vous permettant ainsi de vous sentir calme et centré.

Bienfaits : *Pranamasana* détend l'esprit, améliore la concentration et équilibre le corps et l'esprit.

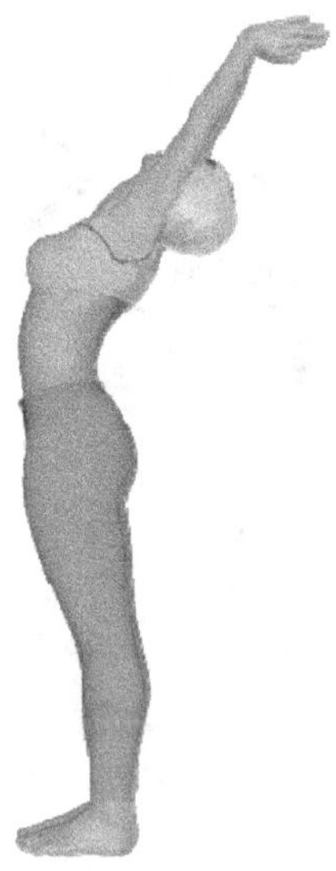

Commencez debout dans la posture de la prière, puis levez les deux bras au-dessus de votre tête en inspirant. Les bras doivent être écartés de la largeur des épaules. Penchez légèrement les bras, la tête et le torse en arrière, afin de sentir les muscles de votre ventre qui s'étirent.

Bienfaits : Cette posture étire et tonifie les muscles abdominaux. Elle renforce les muscles des bras, des épaules et du dos. Plus précisément, cela permet de soulager différents problèmes vertébraux ainsi que les raideurs et tensions dans les épaules et le dos. *Hasta uttanasana* augmente la capacité pulmonaire en développant la cage thoracique et en ouvrant la poitrine.

Elle améliore également la digestion en étirant les organes abdominaux.

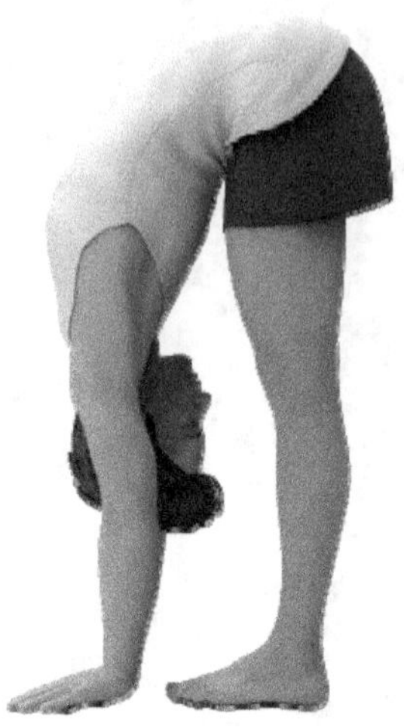

En expirant, penchez-vous en avant et touchez le sol avec les doigts ou la paume des mains de chaque côté de vos pieds. Ne pliez pas les genoux : gardez les jambes bien droites. Si vous le pouvez, touchez vos genoux avec votre tête. Toutefois, cela peut être difficile à faire dans les premiers temps, et vous pourrez même avoir du mal à poser vos mains au sol.

Il est important de rappeler, et cela vaut pour chaque posture de yoga, qu'il ne faut pas tenter de forcer votre corps dans une position qu'il ne veut pas tenir. Le yoga n'a rien d'une répétition mécanique de postures. Il s'agit de créer une harmonie entre le corps et l'esprit. À mesure que votre esprit s'adapte à votre corps, vous deviendrez conscient des messages que le corps vous communique. Si vous ressentez une douleur ou une tension en tentant de réaliser une posture, cela signifie que votre corps vous envoie un signal clair : *Non, ne force pas, vas-y doucement.*

Alors écoutez ces messages et ne cherchez pas à prendre des positions inconfortables. Si vous ne pouvez pas aller jusqu'au bout, penchez-vous vers l'avant aussi loin que possible mais pas davantage. Avec le temps, vous deviendrez plus souple.

Bienfaits : *Padahastasana* étire et allonge les muscles du dos et des jambes, en particulier les muscles ischio-jambiers. Elle permet de détendre les épaules et la nuque. En outre, elle assouplit les poignets et peut soulager les symptômes du syndrome du canal carpien. Elle améliore la digestion en ciblant les problèmes abdominaux et peut aider à soulager la constipation. Elle améliore également la circulation sanguine.

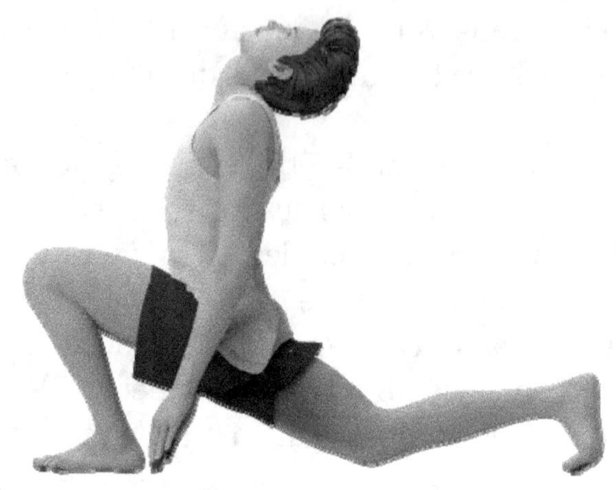

À partir de la posture des mains aux pieds, les paumes de mains sur le sol, tendez votre jambe droite en arrière aussi loin que possible tout en inspirant.

Dans le même temps, fléchissez votre genou gauche en veillant à ne pas bouger votre pied gauche. Inclinez le dos et la nuque vers l'arrière, afin que vos yeux regardent au-dessus de vous. Lorsque vous arrivez dans la position finale, le bout de vos doigts doit rester en contact avec le sol, écartés de la largeur des épaules de chaque côté du pied gauche.

Bienfaits : Cette posture étire, renforce et améliore la souplesse des muscles des jambes. Elle étire les organes abdominaux, stimulant ainsi leur fonctionnement.

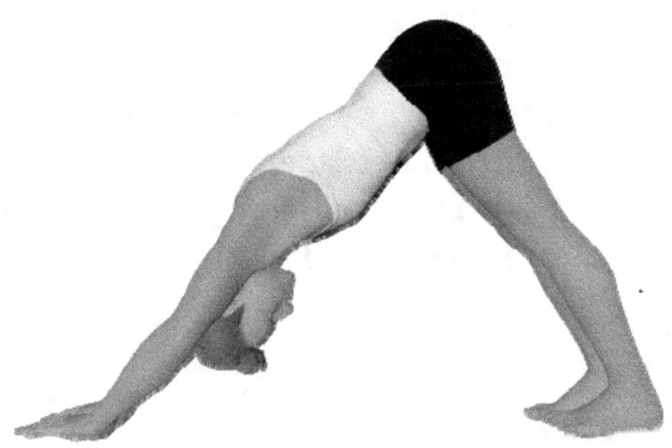

À partir de la posture du cavalier, étirez la jambe gauche et placez le pied gauche à côté du pied droit en expirant. Dans le même temps, tendez vos bras et vos jambes et poussez les fessiers vers le haut en direction du plafond. Baissez votre tête entre vos bras, afin que vos oreilles soient dans l'alignement de l'intérieur de vos bras. Poussez le sol avec les talons. Prenez le temps de respirer profondément et de sentir l'étirement de vos mollets, vos cuisses, vos épaules et vos bras.

Là encore, il est important de ne pas vous forcer à tenir cette posture, afin d'éviter toute blessure. Si vous ne pouvez pas réaliser entièrement la posture du chien tête en bas, faites votre possible mais pas davantage.

Bienfaits : La posture du chien tête en bas étire les jambes, les bras, les épaules et la colonne vertébrale, et renforce également les muscles de ces parties de votre corps. En poussant le sol avec les talons, vous étirez les muscles du mollet, ce qui peut soulager des maux tels que la tendinite du pied. Cette posture améliore la digestion et le système immunitaire, et stimule la circulation sanguine. La position de la tête vers le bas augmente le flux sanguin vers les sinus. Elle stimule également le corps et l'esprit, et aide à réduire le stress.

6. *Ashtanga Namaskara /*
Posture des huit points au sol

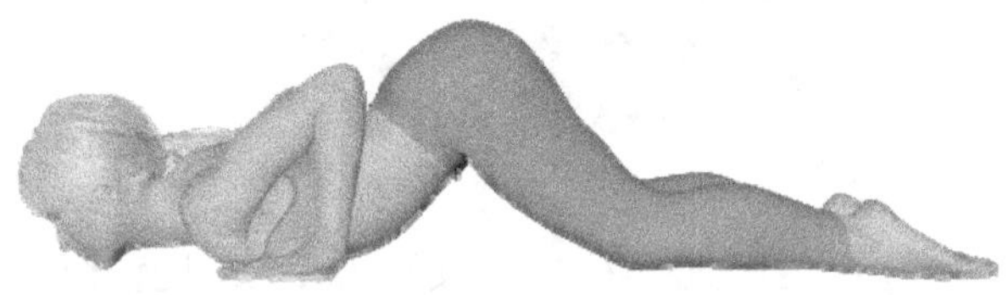

Cette posture est appelée ainsi car huit parties du corps touchent le sol et le corps est positionné comme s'il se prosternait. À partir de la posture du chien tête en bas, baissez-vous jusqu'à ce que vos genoux, votre poitrine, vos mains et votre menton touchent le sol. Les orteils sont repliés et posés sur le sol. Les fessiers et l'abdomen doivent être soulevés en hauteur, et les épaules touchent le dos de vos mains. Le regard est dirigé vers l'avant.

Lorsque vous réalisez *ashtanga namaskara*, il n'y a ni inspiration ni expiration. Au lieu de cela, videz vos poumons et n'inspirez pas pendant quelques secondes en tenant cette posture — autrement dit, prenez la posture des huit points au sol à partir de celle du chien tête en bas après l'expiration.

Bienfaits : La posture des huit points au sol renforce les muscles des bras, des jambes et de la poitrine, et contribue à détendre la partie supérieure de la colonne vertébrale, en assouplissant la nuque et la zone située entre les omoplates.

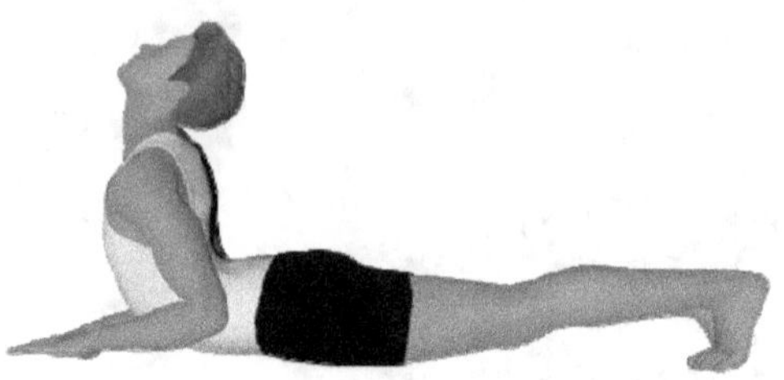

Posez vos hanches sur le sol. En inspirant, tendez les bras en les gardant légèrement fléchis. Cambrez le dos et décollez la poitrine du sol. Inclinez votre tête vers l'arrière, le regard dirigé vers le haut. Soulevez uniquement votre poitrine et cambrez le dos autant que possible sans décoller les hanches et la région pelvienne du sol ; à moins que votre colonne vertébrale soit très souple, vos coudes resteront probablement un peu fléchis. Les pieds peuvent être soit à plat sur le sol, soit en équilibre sur les orteils repliés. Serrez vos fessiers pour soulager la pression exercée dans le bas du dos.

Bienfaits : La posture du cobra assouplit la colonne vertébrale, permettant ainsi de soulager les raideurs dans le bas du dos en particulier. Elle étire les muscles de votre poitrine et de votre abdomen. Elle stimule les organes abdominaux, améliore la digestion et aide à soulager la constipation. Elle améliore votre humeur et soulage le stress. Pour les femmes, elle favorise des menstruations régulières.

Contre-indications : Si vous souffrez de problèmes vertébraux ou de douleurs dorsales, vous pouvez trouver cette posture un peu inconfortable ou douloureuse, aussi n'essayez pas de forcer. Ménagez votre colonne vertébrale, en gardant les coudes fléchis et ne cambrez pas le dos au point d'éprouver un inconfort.

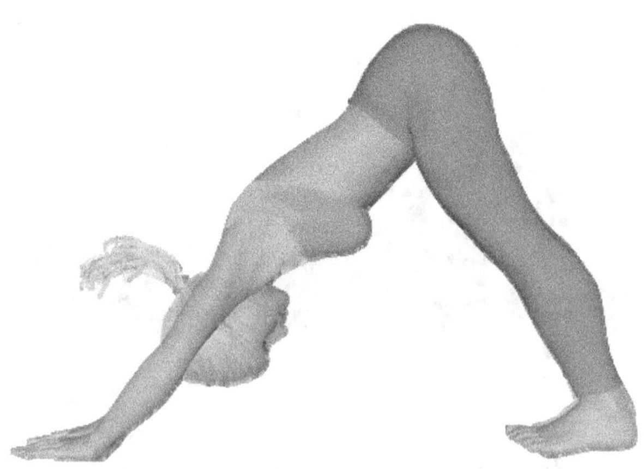

En expirant, reprenez la posture du chien tête en bas, en soulevant à nouveau vos fessiers vers le plafond, en poussant le sol avec vos talons et en baissant votre tête entre vos bras. En commençant par l'étape 8, vous exécuterez le même enchaînement dans l'ordre inverse, et les postures seront donc identiques à celles décrites précédemment.

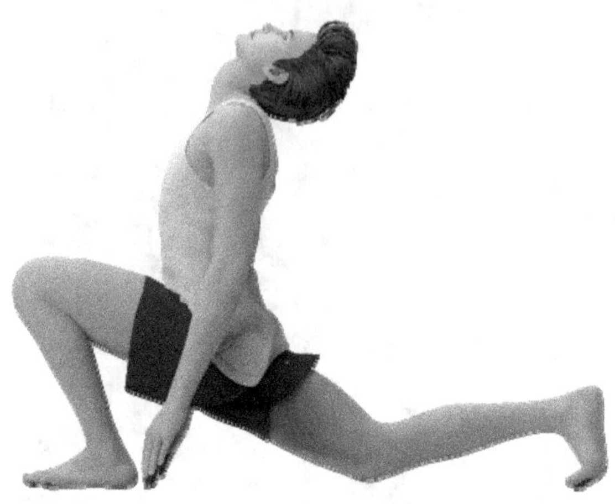

À partir de la posture du chien tête en bas, pliez votre jambe gauche et faites-la glisser vers l'avant jusqu'à ce que votre pied se trouve entre vos mains. Reprenez la posture du cavalier, avec votre jambe gauche vers l'avant et votre jambe droite tendue en arrière. (Lorsque vous répétez entièrement l'enchaînement des douze postures, vous allez modifier (4) et (9) en gardant votre jambe droite en avant et votre jambe gauche tendue vers l'arrière.)

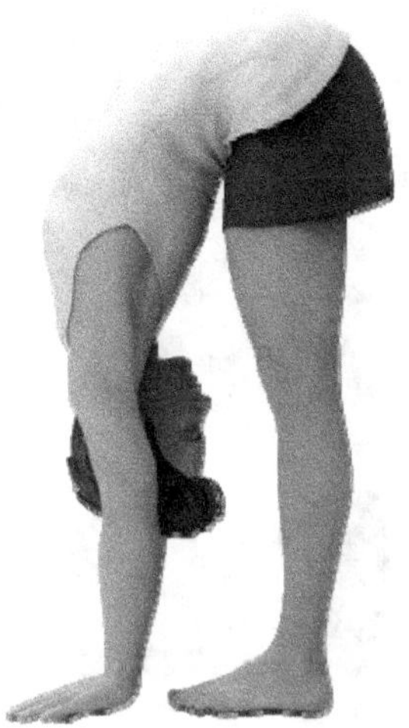

En expirant, pliez votre jambe droite et amenez-la vers l'avant pour la placer à côté de votre jambe gauche. Redressez vos genoux et gardez vos mains sur le sol à côté de vos jambes, en reprenant la posture de *padahastasana*.

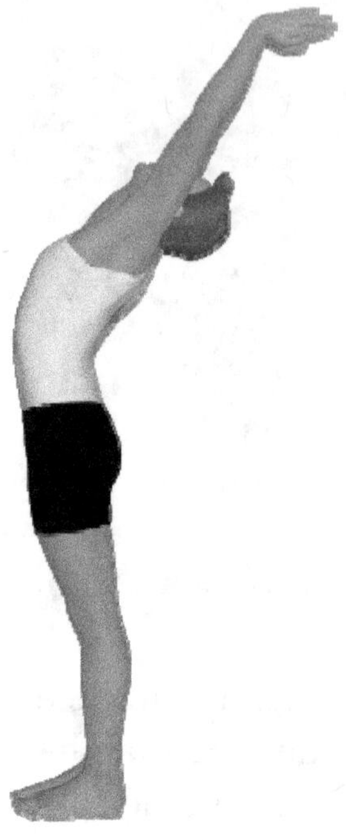

En inspirant, revenez en *hasta uttanasana,* en redressant votre corps et en levant les bras au-dessus de votre tête et en cambrant le dos et la nuque.

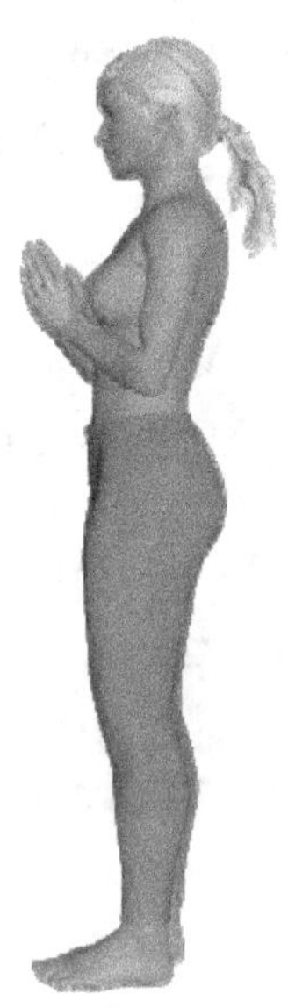

En expirant, redressez votre dos et baissez les bras, en joignant les mains, paumes l'une contre l'autre, dans un geste de respect.

Ainsi s'achève la première moitié de l'enchaînement de *surya namaskara*. À partir de la posture de la prière, laissez vos bras pendre à vos côtés et relâchez vos muscles, tout en respirant profondément et en concentrant votre esprit sur le rythme apaisant de votre respiration. Puis reprenez la posture de la prière et refaites les douze positions une deuxième fois, cette fois avec le pied droit vers l'avant au lieu du gauche lorsque vous réalisez la posture du cavalier aux étapes (4) et (9).

Vous pouvez effectuer les vingt-quatre étapes de *surya namaskara* une ou plusieurs fois, selon le temps dont vous disposez et les bienfaits que vous souhaitez en tirer. Au début, il est plus sage de se limiter à trois répétitions, le temps que votre corps s'habitue à cet enchaînement. Lorsque vous avez terminé, vous pouvez rester dans la posture du cadavre ou *shavasana*, pour permettre à votre respiration et votre rythme cardiaque de se calmer et à votre esprit de se reposer librement. La posture du cadavre est décrite dans le chapitre sur les postures de relaxation.

Surya namaskara peut être réalisée rapidement ou lentement, selon vos objectifs. Si vous réalisez cet enchaînement lentement, tenez chaque posture pendant quinze à trente cycles de respiration afin de permettre à vos muscles et votre esprit de se détendre pleinement. Effectuer lentement *surya namaskara* détend le corps et l'esprit en profondeur, induit un état méditatif profond et améliore la conscience du corps. En plus de développer la conscience méditative et l'harmonie entre le corps et l'esprit, cela peut également réduire considérablement le stress et l'anxiété, soulager la dépression, et réguler votre humeur, ce qui vous aidera à rester calme et heureux tout au long de la journée.

Réalisé rapidement, *surya namaskara* est un excellent entraînement cardiovasculaire qui renforce tous les muscles du corps, améliore les fonctions respiratoire et circulatoire et favorise la perte de poids, en plus des bienfaits physiques spécifiques de chaque posture. Il va sans dire que la pratique d'une activité physique a également un effet positif considérable sur l'humeur et s'avère aussi très utile pour réduire le stress. Mais, en général, nous pourrions dire que réaliser cet enchaînement lentement procure des bienfaits méditatifs et mentaux, tandis qu'une réalisation rapide a un impact positif sur le plan corporel.

Chandra Namaskara

En plus de l'enchaînement de postures de *Surya Namaskara*, vous pourriez également apprécier *chandra namaskara* — c'est-à-dire la salutation à la lune. La salutation au soleil développe l'énergie chaude active, masculine et solaire du corps et de l'esprit, tandis que la salutation à la lune cultive l'aspect féminin, lunaire, qui est doux et rafraîchissant. La salutation au soleil est liée à l'énergie du canal droit, ou *pingala*, du réseau d'énergies subtiles du corps, tandis que la salutation à la lune est davantage orientée vers l'énergie du *ida*, le canal situé sur le côté gauche du corps. Je développe ce thème plus en détail dans mes livres sur les chakras et la kundalini.

Pratiquer *chandra namaskara* permet de mieux équilibrer votre pratique du yoga. Si vous effectuez uniquement la salutation au soleil sans la salutation à la lune, votre pratique du yoga risque d'être un peu déséquilibrée.

L'enchaînement de *chandra namaskara* est le même que la salutation au soleil, sauf qu'il contient une posture supplémentaire après la posture du cavalier aux étapes 4 et 9. Il compte donc quatorze postures au total, qui correspondent aux quatorze jours des phases de croissance et de décroissance de la lune. La posture supplémentaire de *chandra namaskara* s'appelle *ardha chandrasana*, ou posture de la demi-lune.

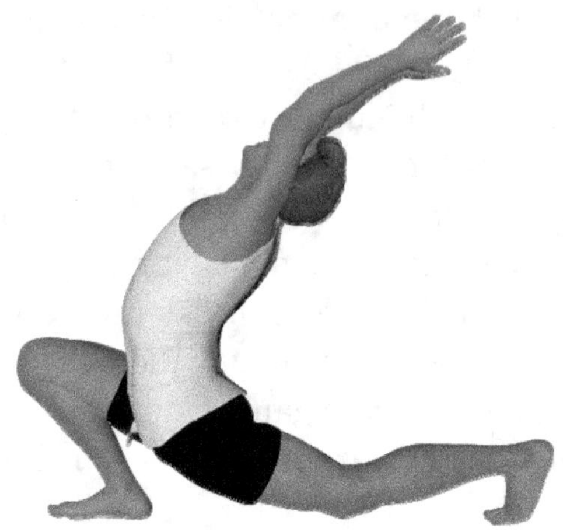

Dans la posture du cavalier, une jambe est fléchie vers l'avant tandis que l'autre est étirée derrière vous. Vos doigts touchent le sol, tandis que le dos et la nuque sont cambrés vers le haut.

La position du corps est essentiellement la même ici. À partir de la posture du cavalier, décollez vos mains du sol et joignez vos paumes devant votre poitrine. Puis étirez les bras au-dessus de votre tête, et penchez-les vers l'arrière. Tenez cette posture brièvement, puis ramenez les doigts vers le sol dans la posture du cavalier avant de passer à la posture suivante de l'enchaînement.

Tout comme la salutation au soleil, mieux vaut réaliser la salutation à la lune dès le début de votre séance. Alors que le moment idéal pour la salutation au soleil est le matin à l'aube, ou lorsque le soleil est bas dans le ciel, la salutation à la lune se pratique plutôt dans la soirée, à la lumière de la lune. Le meilleur moment pour réaliser la salutation à la lune est lors de la pleine lune.

Postures pour détendre les articulations

Si vous êtes novice en yoga, certaines postures demandant une grande souplesse peuvent vous paraître intimidantes. Plutôt que de vous sentir rebuté par la difficulté, vous pouvez débuter votre séance de yoga par quelques exercices pour détendre vos articulations. Ces exercices visent certaines des zones les plus sujettes aux raideurs afin de les rendre plus souples et ainsi faciliter votre pratique du yoga.

Vous pouvez commencer en effectuant uniquement les exercices d'assouplissement des articulations. Sinon, si vous vous sentez prêt à vous jeter à l'eau, mais que vous souhaitez d'abord améliorer votre souplesse, vous pouvez les introduire au début de votre séance de yoga, avant *surya namaskara*.

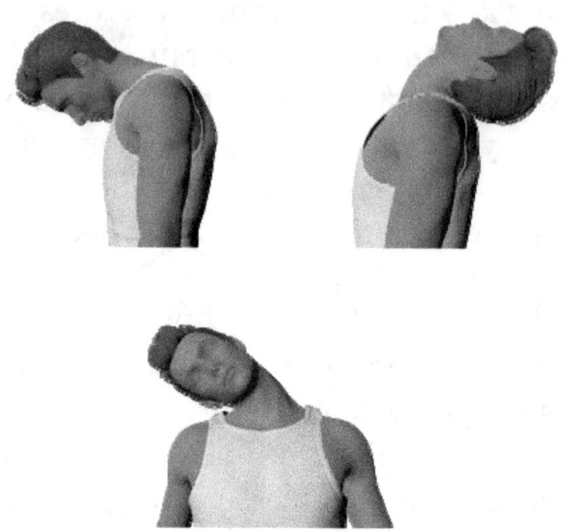

Asseyez-vous sur le sol. Vous pouvez garder les jambes allongées devant vous, ou croisées. Pour la réalisation de cet exercice, cela ne fait pas une grande différence.

Laissez votre tête pendre en avant autant que possible, mais gardez le dos bien droit. Relâchez les muscles de votre nuque et laissez votre menton tomber autant que possible.

Faites tourner votre tête dans le sens horaire, lentement. Si vous ressentez des raideurs dans la nuque, allez plus lentement et essayez de relâcher au maximum les muscles de votre nuque. Une fois votre tête revenue vers l'avant, inclinez-la vers l'arrière, puis de nouveau vers l'avant.

Inspirez en inclinant votre tête d'avant en arrière. Puis expirez en ramenant votre tête dans la position de départ. Répétez sept fois ce mouvement de rotation, puis arrêtez quand votre tête est penchée vers l'avant.

Répétez en allant dans le sens antihoraire. Garder le même rythme de respiration. Refaites ce mouvement sept fois

Bienfaits : La raideur de la nuque est un problème fréquent qui résulte de longues périodes de séance de travail, ou de notre position pendant le sommeil. Cette posture détend la nuque et soulage les raideurs et les tensions. Elle vous permettra également de réaliser des mouvements de yoga plus avancés.

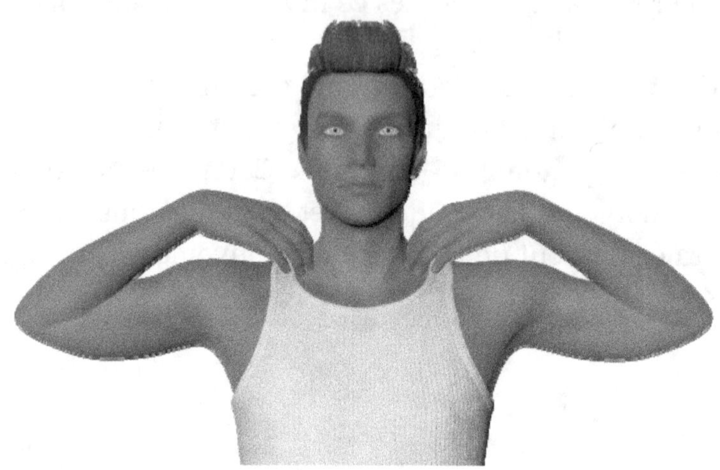

La zone à cibler ensuite concerne les épaules, autre problématique fréquente causée notamment par le stress ou une mauvaise position de travail. Asseyez-vous comme pendant la rotation du cou.

Gardez le dos droit tout au long de cet exercice. Posez le bout de vos doigts sur vos épaules. Puis faites tournez vos bras. Pour cela, amenez les coudes vers l'avant en décrivant un grand cercle. Dans la phase ascendante, essayez de mettre vos coudes en contact. Dans la phase descendante, frôlez vos oreilles avec le dos des mains. Inspirez lorsque vous montez les bras et expirez lorsque vous les descendez.

Effectuez ce mouvement sept fois, puis inversez le sens de rotation et refaites sept fois de plus.

Bienfaits : En plus de soulager les tensions dans les épaules, ce mouvement ouvre les épaules et les redresse, corrigeant ainsi la mauvaise posture de nombreuses personnes, comme le dos rond, affaissé ou voûté.

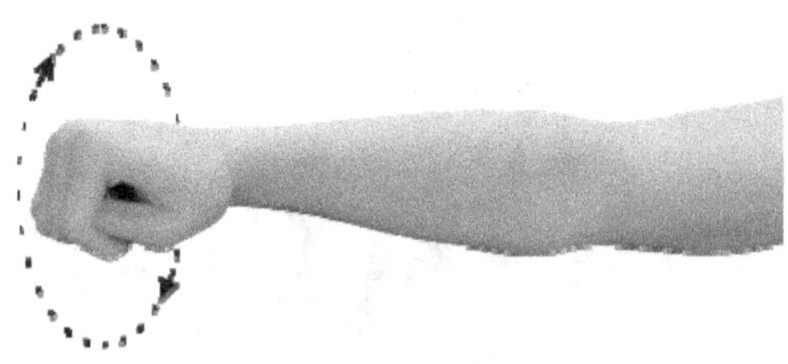

Asseyez-vous comme pour les deux exercices précédents. Tendez les deux bras devant vous, parallèles au sol et serrez les poings. Puis faites tourner les poignets dans un mouvement circulaire. Assurez-vous de garder vos bras parfaitement droits, sans bouger les coudes. Essayez de donner un maximum d'amplitude à vos mouvements du poignet sans bouger les bras ni les coudes.

Effectuez sept rotations, puis changez de sens de rotation et répétez sept fois.

Bienfaits : En plus d'assouplir vos poignets pour vous permettre de réaliser des postures plus avancées, cela aidera à soulager la douleur et les lésions telles que le syndrome du canal carpien, causées notamment par de longues heures passées à taper à l'ordinateur.

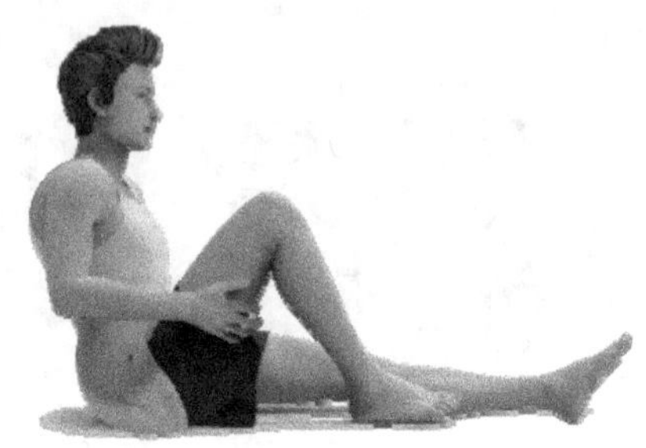

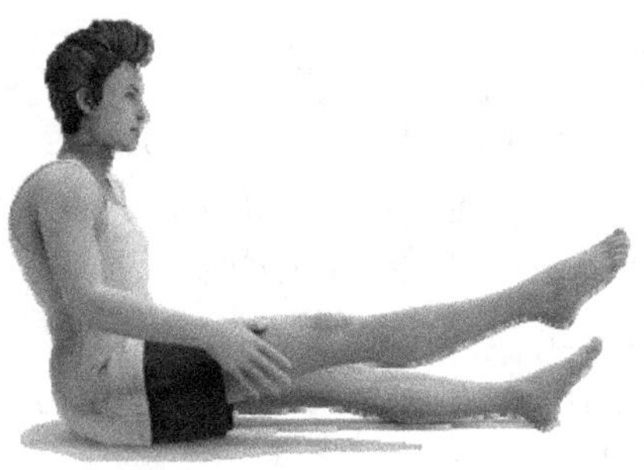

Asseyez-vous avec vos jambes tendues devant vous, à plat sur le sol, et le dos bien droit. Ramenez votre genou gauche vers vous, en saisissant l'intérieur de votre cuisse sous le genou avec les deux mains. Faites glisser votre pied au-dessus du sol sans le toucher. Puis tendez à nouveau votre jambe.

Répétez sept fois ce mouvement avec votre jambe gauche, puis recommencez avec votre jambe droite.

Bienfaits : Les douleurs et les blessures au genou sont extrêmement fréquentes, le but de cet exercice est donc de faire travailler les genoux pour les assouplir, soulager les raideurs et augmenter la souplesse et l'amplitude des mouvements.

Postures pour perdre du poids et tonifier les muscles

En plus de *surya namaskara*, il existe de nombreuses autres postures de yoga qui favorisent la perte de poids et le tonus musculaire. Il est difficile d'isoler quelques postures pour cette catégorie, car la perte de poids est, de manière générale, l'un des nombreux effets positifs du yoga. J'en ai cependant sélectionné quelques-unes qui s'avèrent particulièrement efficaces pour perdre quelques kilos en trop. Si vous les intégrez à une pratique vigoureuse et rapide de *surya namaskara*, vous pourrez constater une perte de poids, une amélioration de votre forme et de votre bien-être physique et mental.

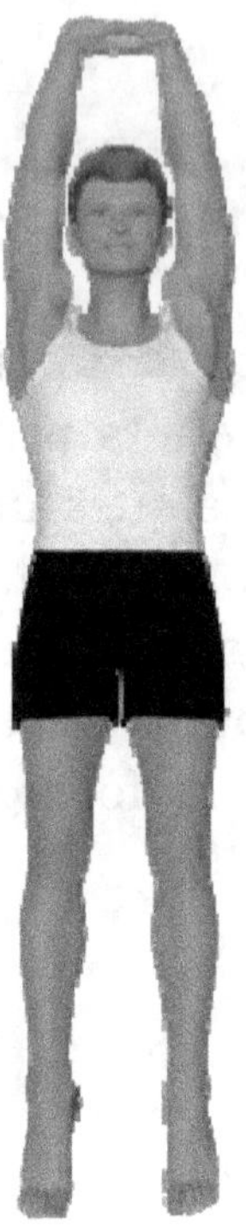

Tenez-vous debout avec les pieds joints ou légèrement écartés et trouvez votre équilibre, en laissant vos bras pendre librement à vos côtés. Levez les bras au-dessus de la tête et entrecroisez vos doigts, en tournant les paumes vers le haut pour qu'elles soient face au plafond. Puis baissez vos mains jusqu'à ce que vos doigts reposent sur le sommet de votre tête.

Fixez votre regard sur un point situé devant vous. En inspirant, étirez vos bras au-dessus de vous, en tirant sur vos épaules et en soulevant la poitrine. Mettez-vous sur la pointe des pieds et tendez l'ensemble du corps dans cette position. Tenez l'équilibre tout en retenant votre souffle pendant quelques instants.

Puis, en expirant, baissez les talons et ramenez vos mains vers le bas en position de repos sur le sommet de votre tête. Faites ce mouvement cinq fois ou davantage, en prenant quelques instants pour vous reposer entre chaque enchaînement.

Bienfaits : La posture du palmier étire la colonne vertébrale et peut même vous faire gagner quelques centimètres. Elle renforce les muscles centraux, en tonifiant les muscles abdominaux et dorsaux, et en améliorant l'équilibre global du corps. Elle renforce et tonifie également les muscles des bras et des jambes.

Il existe une variante de cette posture : une fois que vous avez atteint un équilibre satisfaisant en *tadasana*, essayez d'avancer et de reculer de quatre pas tout en restant en équilibre sur vos orteils.

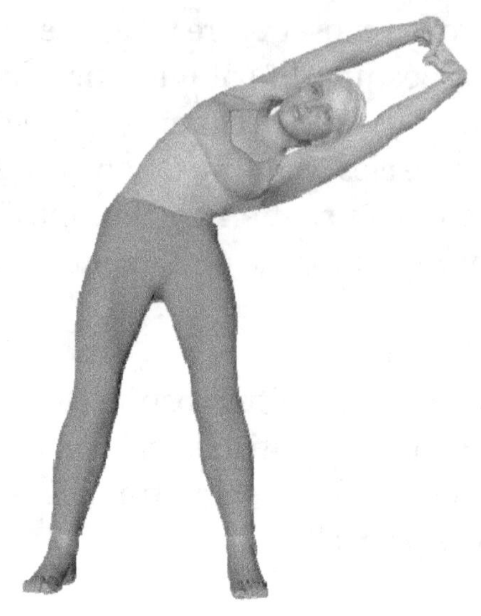

Tenez-vous debout avec vos pieds espacés d'environ soixante centimètres. Bras baissés, entrecroisez vos doigts et tournez les paumes vers l'extérieur. En inspirant, levez les bras au-dessus de votre tête, comme dans *tadasana*. Puis expirez et penchez le corps vers la gauche sans tordre votre abdomen ni aller vers l'avant ou l'arrière. Retenez votre respiration pendant quelques secondes sans inspirer. Puis, en vous redressant pour reprendre la position verticale, respirez à nouveau.

Répétez le mouvement de flexion, mais en penchant le corps vers la droite à l'expir. Tenez la posture pendant quelques secondes sans respirer. Puis inspirez à nouveau en reprenant une position verticale. Enfin, expirez lorsque vous baissez à nouveau les bras. Reposez-vous un instant. Puis répétez cet enchaînement entre cinq et dix fois.

Bienfaits : La posture du palmier qui se balance renforce les muscles obliques, en les tonifiant et en supprimant les poignées d'amour. Elle fait travailler les muscles qui couvrent la cage thoracique. Elle renforce vos muscles centraux, améliorant ainsi la stabilité de votre posture. Elle étire également la colonne vertébrale, soulage les maux de dos mineurs comme les hernies discales. Elle stimule la digestion et soulage la constipation.

Une fois que vous pouvez réaliser cette posture avec souplesse et stabilité, vous pouvez essayer de la réaliser en vous tenant debout sur les orteils comme dans *tadasana*.

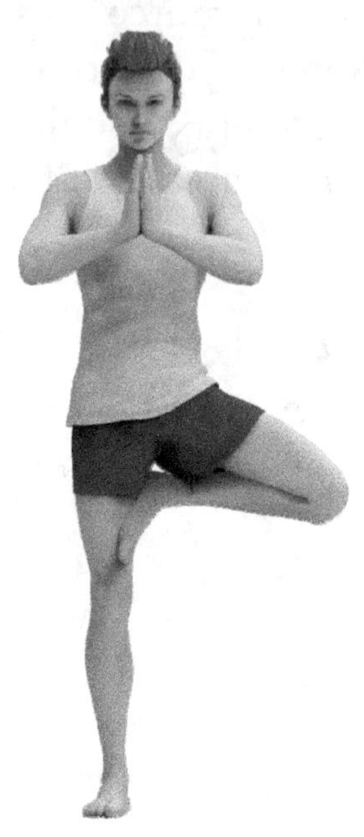

Tenez-vous droit avec vos jambes jointes, en laissant vos bras pendre librement à vos côtés. Pliez le genou droit et prenez votre cheville avec la main droite. Rentrez la plante de votre pied à l'intérieur de la cuisse gauche. Amenez votre talon à proximité de votre périnée. Faites ce geste lentement et assurez-vous que vous êtes bien en équilibre avant de poursuivre.

Amenez vos mains devant vous comme dans *anjali mudra*, le geste de la prière. Tenez la posture pendant une minute ou deux – ou aussi longtemps que vous pouvez rester en équilibre.

Puis relâchez, amenez votre pied droit au sol et refaites cet enchaînement avec le pied gauche cette fois.

Bienfaits : Cette posture renforce et tonifie les muscles des jambes. Elle étire l'aine et l'intérieur des cuisses. Elle contribue à améliorer votre sens de l'équilibre. Cette posture encourage également une harmonie énergétique entre les canaux situés de chaque côté de votre corps.

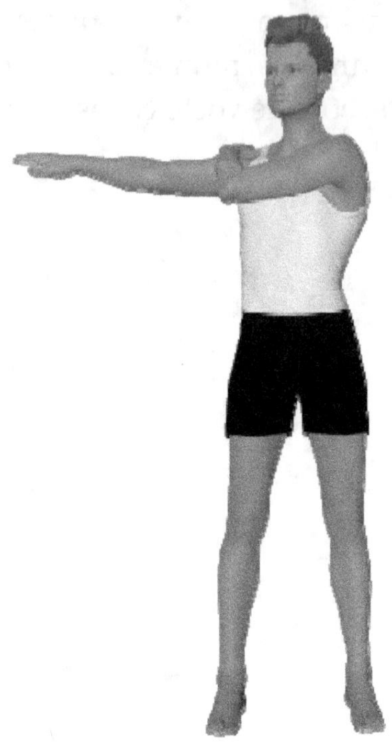

Tenez-vous debout, avec les pieds écartés d'environ 50 centimètres, et les bras ballants sur les côtés. En inspirant, levez les bras vers le haut de chaque côté de votre corps jusqu'à ce qu'ils soient parallèles au sol. Puis, en expirant, tournez votre torse vers votre gauche, amenez votre main droite sur votre épaule gauche et enveloppez votre bras gauche autour de votre dos afin que la main gauche repose sur le côté gauche de votre taille. Tournez votre tête aussi loin que possible vers la gauche sans forcer, en prenant soin de garder votre nuque et votre dos bien droits et à la verticale. Retenez votre respiration pendant quelques secondes, en étirant votre abdomen et en relâchant vos muscles. Ne laissez pas vos pieds se décoller du sol pendant que vous effectuez la rotation.

Puis inspirez en reprenant la position initiale et répétez la rotation, cette fois en tournant vers la droite. Retenez votre respiration et inspirez à nouveau en reprenant la position initiale.

Répétez au moins cinq fois. Les mouvements doivent être effectués en douceur, sans à-coups ni mouvements brusques. Si vous souhaitez pousser cet exercice un peu plus loin, tournez à gauche et à droite à un rythme plus rapide.

Bienfaits : La rotation de la taille étire et tonifie les muscles de la taille, du dos et des hanches. Elle détend aussi les bras et les épaules. Enchaînée avec la posture du palmier et la posture du palmier qui se balance, la rotation de la taille constitue la troisième partie d'un enchaînement qui peut être effectué à tout moment de la journée quand on ressent de la fatigue ou des raideurs. Cet enchaînement de trois postures est particulièrement utile pour les employés de bureau qui restent assis de longues heures, car il étire la colonne vertébrale, régule les troubles de l'humeur, soulage le stress, et offre un regain d'énergie pour votre corps et votre esprit.

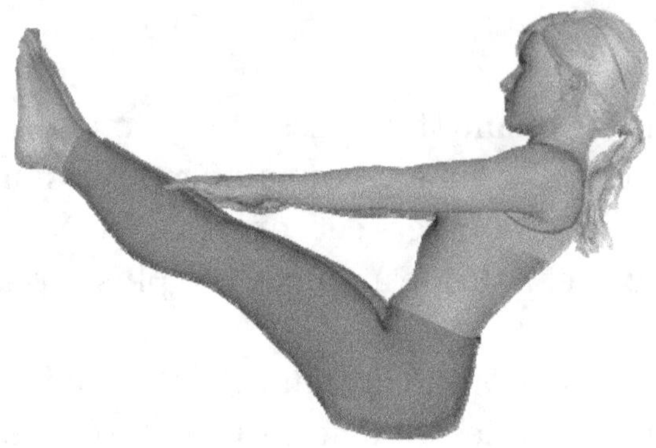

La posture du bateau doit commencer en position allongée sur le dos et sera plus efficace si vous l'effectuez avec d'autres postures allongées. Allongez-vous sur le dos, inspirez, puis retenez votre respiration en soulevant les jambes et le tronc, ainsi que les épaules et la tête. Gardez les bras bien droits et parallèles au sol, paumes vers le bas. L'ensemble du corps doit former un triangle pointant vers le bas, en équilibre sur les fessiers. Gardez votre dos droit et regardez vos pieds.

Tenez cette posture sans respirer aussi longtemps que possible — c'est-à-dire jusqu'à ce que vous ayez besoin de respirer à nouveau. Lorsque vous revenez en position allongée (*shavasana*, tel que décrit dans le chapitre sur la relaxation), expirez à nouveau. Relâchez tous les muscles de votre corps. Réalisez cette posture cinq fois.

Bienfaits : La posture du bateau fait travailler les muscles abdominaux, elle renforce et tonifie en particulier les muscles abdominaux et aide à réduire les excès de graisse abdominale. Elle renforce et tonifie également les muscles des épaules, des bras et des cuisses. Elle améliore les fonctions des organes abdominaux.

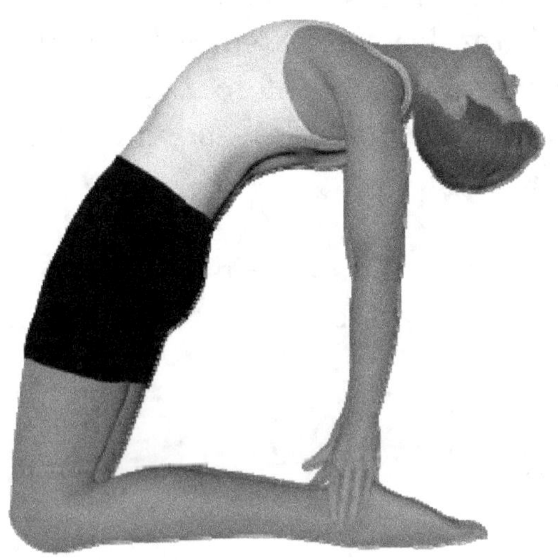

Agenouillez-vous, en écartant les genoux à largeur des hanches, avec le dos droit et les bras ballants de chaque côté du corps. Rassemblez vos pieds et vos genoux. Penchez-vous en arrière et saisissez un talon avec une main, puis l'autre talon avec l'autre main. Poussez votre ventre vers l'avant tout en gardant vos cuisses perpendiculaires au sol. Cambrez le dos et la nuque, et penchez la tête en arrière jusqu'à ce que votre regard soit face au plafond. Laissez une partie de votre poids reposer sur vos bras et sur vos jambes, afin que vos bras soutiennent le haut du dos. Respirez superficiellement en tenant la posture du chameau.

Si vous êtes débutant, cette posture peut être difficile à réaliser. Il est essentiel de le rappeler : ne forcez pas. Vous trouverez cela peut-être plus facile en vous mettant sur la plante des pieds au lieu de les poser à plat sur le sol.

Bienfaits : La posture du chameau étire profondément tous les muscles du devant du corps, y compris le cou, la poitrine, les abdominaux, les cuisses et l'aine. Elle est particulièrement efficace pour étirer les fléchisseurs de la hanche. Elle est également excellente pour renforcer le dos et améliorer la posture. En étirant les muscles abdominaux, elle améliore également la digestion.

Contre-indications : N'essayez pas la posture du chameau si vous souffrez d'hypertension artérielle ou de graves problèmes de dos.

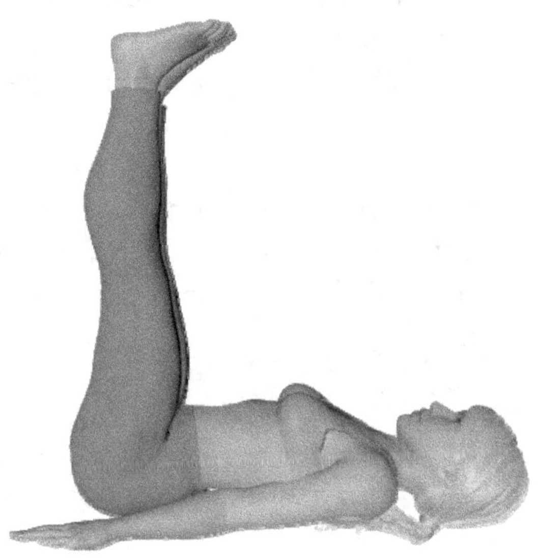

Allongez-vous sur le dos avec les jambes rassemblées. En inspirant, levez lentement les deux jambes jusqu'à ce qu'elles forment un angle droit avec le sol. Ne décollez pas les fesses du sol, mais gardez-les avec le dos à plat sur le sol. Cette posture devrait faire travailler vos abdominaux. Tenez cette posture et retenez votre respiration pendant quelques secondes. Puis expirez et baissez doucement vos jambes jusqu'au sol.

Ainsi s'achève cette posture. Répétez-la entre cinq et dix fois.

Alternativement, vous pouvez ramener vos jambes jusqu'à former un angle de quarante-cinq degrés avec votre torse. Dans les deux cas, avec les jambes tendues à 90 ou 45 degrés, vous pouvez les séparer et les rassembler, ou effectuer d'autres mouvements pour faire travailler les différents muscles abdominaux.

Bienfaits : La posture de la demi-charrue tonifie les muscles abdominaux, supprime la graisse abdominale et vous fera de vraies tablettes de chocolat. Elle tonifie également les muscles des cuisses et des hanches. Elle améliore la digestion et réduit les flatulences.

C'est une posture préliminaire à une posture plus difficile, *halasana*, la posture de la charrue, décrite un peu plus loin. Vous devez d'abord maîtriser cette posture avant d'essayer de réaliser *halasana*.

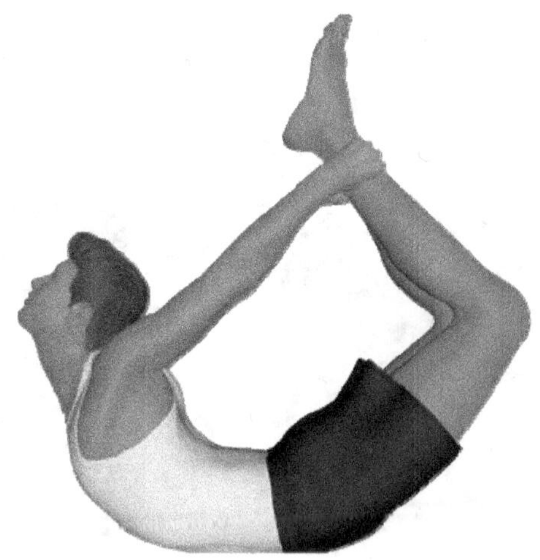

Allongez-vous sur le ventre avec le menton sur le sol et les pieds écartés de la largeur des hanches. Pliez les genoux et ramenez les talons aussi près que possible de vos fessiers. Saisissez les chevilles avec les mains et, en gardant vos bras bien droits, étendez les jambes afin que votre poitrine et les genoux décollent du sol et que les pieds se soulèvent, loin du corps. Votre ventre et votre aine doivent rester sur le sol. Cambrez la nuque afin que vos yeux soient dirigés vers le haut. Vos jambes doivent travailler pour vous maintenir dans la posture, et permettre ainsi au reste de vos muscles — dos, abdominaux, poitrine, bras — de se détendre.

Tenez la posture en retenant votre respiration pendant vingt secondes environ. Puis expirez et relâchez doucement les muscles de la jambe, en vous baissant lentement jusqu'au sol. Réalisez cette posture environ cinq fois.

Bienfaits : La posture de l'arc renforce les muscles dorsaux et abdominaux et tonifie les muscles des jambes, des bras et de la poitrine. Elle améliore votre souplesse et diminue le stress.

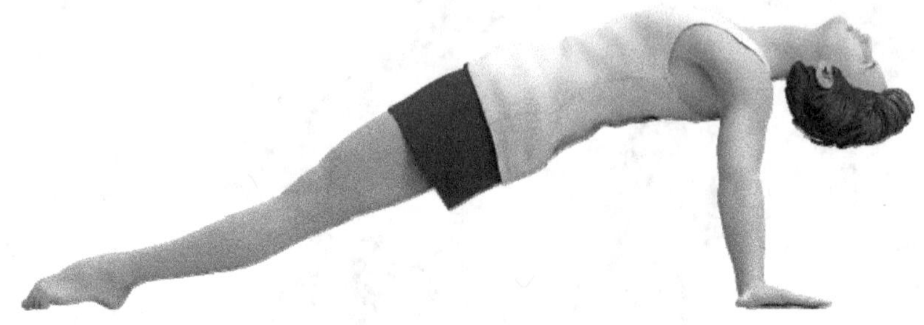

Asseyez-vous avec les jambes étendues devant vous. Placez vos mains sur le sol, doigts pointés vers l'arrière, environ 30 cm derrière vous. Ne pliez pas les coudes. Vous devez être légèrement penché vers l'arrière.

Inspirez, puis, en retenant votre respiration, soulevez votre taille et votre torse, afin que les pieds et les mains soient en contact avec le sol et que le reste de votre corps soit tendu vers le haut. Idéalement, vos pieds doivent reposer à plat sur le sol. Détendez votre nuque et laissez pendre votre tête.

Tenez la posture aussi longtemps que possible, puis expirez et baissez doucement votre corps pour revenir à la position assise du début.

Répétez cette posture dix fois.

Bienfaits : La posture du pont renforce et tonifie les muscles lombaires. Elle renforce également les bras et les jambes. Elle améliore la posture, réduit les problèmes de dos et étire le tendon d'Achille.

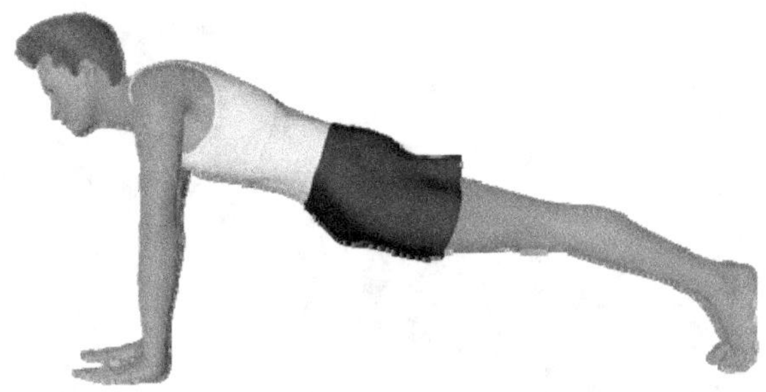

Commencez par vous agenouiller sur le sol, puis levez vos fessiers afin que vos cuisses soient à la verticale. Penchez-vous vers l'avant et posez vos mains sur le sol, paumes vers le bas, sous les épaules et à la largeur des épaules. Levez les fessiers, en gardant vos genoux tendus, afin de rester en équilibre sur les mains et les orteils. Gardez votre fessier légèrement levé, tandis que la force de gravité tire vos hanches vers le sol et cambre votre dos. Gardez le dos bien droit, le cou dans l'alignement de votre colonne vertébrale afin que vos yeux soient dirigés vers le sol.

En position finale, vous devriez sentir travailler vos muscles du dos et de l'abdomen. Tenez la posture aussi longtemps que possible. Peut-être sentirez-vous votre corps trembler pendant cette posture. S'il vous est trop difficile de supporter le poids sur vos mains, baissez-vous sur vos coudes.

À partir de la position finale, vous pouvez également essayer de lever alternativement chaque jambe jusqu'à ce qu'elle soit parallèle au sol et que le poids soit réparti dans l'autre pied.

Bienfaits : La posture de la planche tonifie les muscles abdominaux et dorsaux. Elle renforce les bras, les épaules et les poignets. Elle améliore l'équilibre.

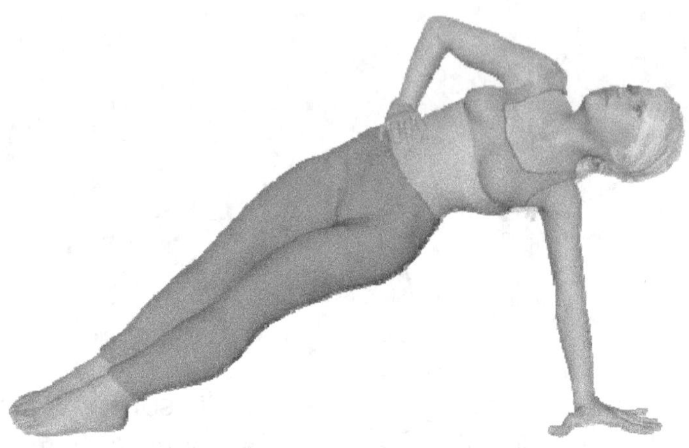

À partir de la posture de la planche, basculez sur le côté de votre pied droit, afin que le pied droit et la main droite supportent tout le poids de votre corps. Votre pied gauche est posé sur votre droite, et la main gauche repose sur la hanche gauche.

Le bras droit ne doit pas être posé directement sous l'épaule, mais un peu plus haut. Gardez le dos bien droit, de sorte que votre colonne vertébrale soit dans l'alignement de vos jambes. Respirez normalement.

Cette posture est plus facile à réaliser si vous supportez votre poids sur votre coude au lieu de votre main. Dans d'autres variantes, levez votre bras gauche pour le tendre à la verticale. Vous pouvez également lever votre jambe gauche, ou même essayer de tenir le pied gauche avec la main gauche, tout en gardant la jambe et le bras bien droits.

Effectuez cette posture trois fois de chaque côté, à droite et à gauche.

Bienfaits : La posture de la planche sur le côté renforce et tonifie les bras, les jambes et le bas du dos ainsi que l'abdomen. En particulier, il cible les muscles obliques, réduisant ainsi l'apparition de poignées d'amour.

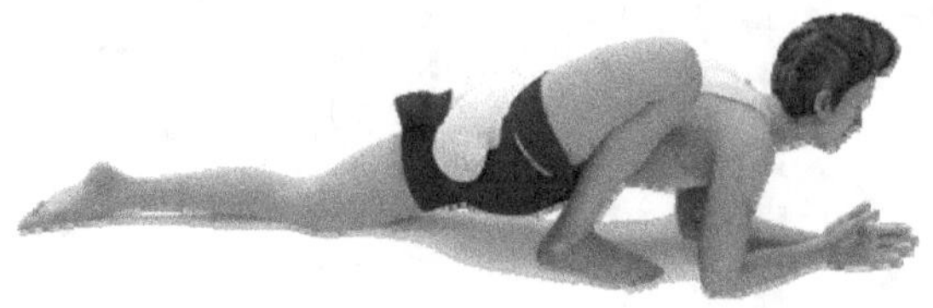

Commencez dans la posture du chien tête en bas. Avancez votre pied gauche derrière votre main gauche en le tournant vers l'extérieur. Gardez votre jambe droite tendue derrière vous. Baissez vos coudes sur le sol et posez vos avant-bras bien à plat sur le sol.

Tenez la posture environ une minute, puis revenez en posture du chien tête en bas. Puis répétez l'enchaînement avec votre jambe droite vers l'avant cette fois.

Si vous souhaitez vous étirer davantage, étendez la jambe arrière plus loin derrière vous dans la position finale.

Bienfaits : Cette posture est remarquable pour favoriser l'ouverture des hanches et étirer les jambes, les ischio-jambiers et l'aine. Elle renforce et tonifie les cuisses, et ouvre les épaules et la poitrine. Elle prépare le corps à réaliser des postures plus avancées qui nécessitent une grande souplesse des hanches.

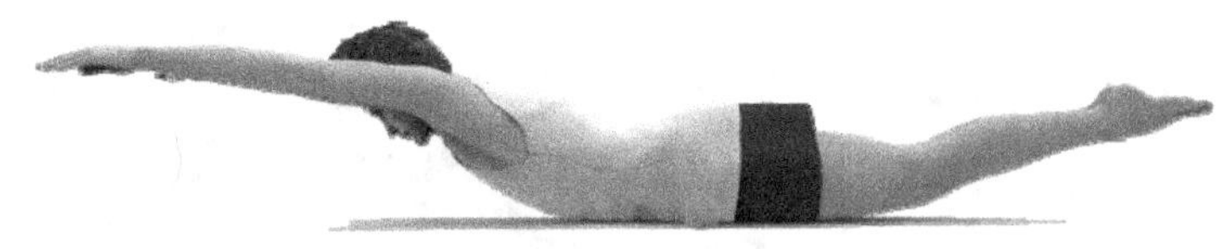

Allongez-vous sur le ventre avec vos pieds à plat sur le sol et vos bras tendus devant vous. Joignez vos paumes de mains.

Respirez et utilisez votre dos et vos muscles abdominaux pour soulever vos pieds, vos cuisses, votre poitrine, vos bras et votre tête. Seuls le ventre et l'aine doivent être en contact avec le sol. Étirez vos bras devant vous et vos jambes vers l'arrière. Vos bras et vos jambes ne doivent pas être fléchis.

Tenez cette posture aussi longtemps que possible, puis relâchez et reposez tout votre corps sur le sol.

Bienfaits : La posture de Superman est un excellent moyen de renforcer le bas du dos et les abdominaux. Elle étire également les bras, les jambes, les épaules et la poitrine.

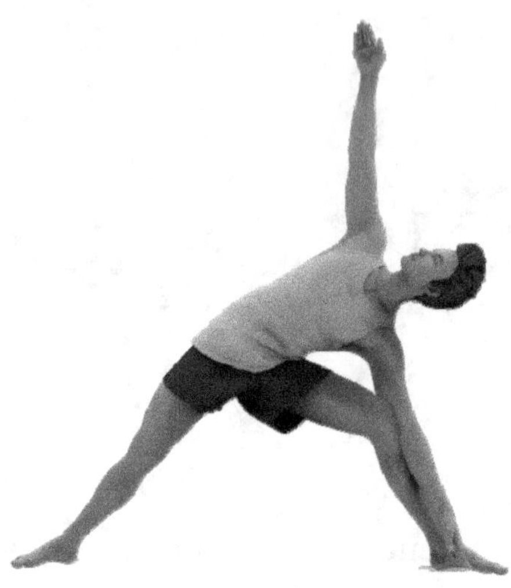

Tenez-vous debout avec les pieds écartés d'environ un mètre. En inspirant, levez les bras de chaque côté jusqu'à ce qu'ils soient parallèles au sol.

Puis tournez le pied gauche, afin qu'il pointe vers votre gauche. Expirez et penchez votre torse vers la gauche, sans basculer vers l'avant. Fléchissez légèrement le genou gauche. En gardant vos bras bien droits, touchez les orteils du pied gauche avec la main gauche. Votre bras droit doit pointer vers le haut. Tournez votre visage vers le haut et fixez votre regard sur votre main droite.

Tenez cette posture pendant quelques secondes sans respirer. Puis inspirez et revenez à la position debout, les bras étendus sur les côtés. Répétez le même mouvement du côté droit. Réalisez ce mouvement dix fois.

Une fois que vous êtes à l'aise avec cette posture, essayez de la réaliser avec les deux jambes tendues.

Bienfaits : Cette posture tonifie le corps tout entier et favorise la perte de poids. Elle étire les muscles abdominaux, ainsi que les jambes et les bras. Elle améliore la digestion et l'appétit, et soulage la dépression. Pratiquée quotidiennement — surtout si vous l'effectuez rapidement — dix fois ou davantage, elle brûle les graisses abdominales tenaces et vous permettra de réduire votre tour de taille.

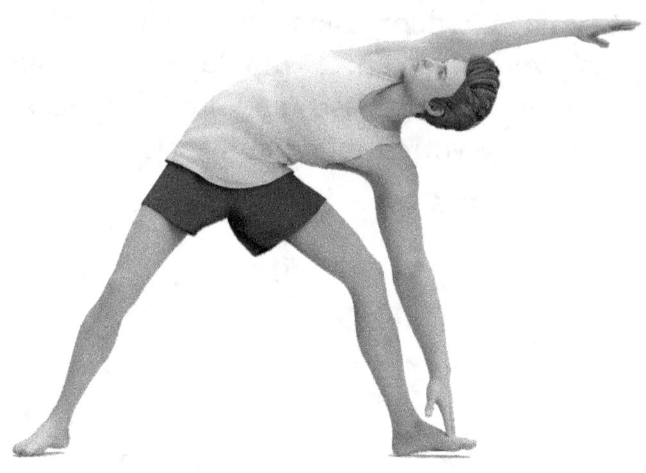

Il s'agit d'une variante de *trikonasana*. Dans la posture du triangle, une main touche le pied, tandis que l'autre est levée vers le ciel. Dans la posture de l'angle latéral, vous baissez ce bras en direction de votre tête. Le bras passe devant votre tête jusqu'à ce qu'il soit à peu près parallèle au sol. Dans un premier temps, cet étirement des deux côtés risque d'être un peu difficile. Faites votre possible. Gardez le genou fléchi. Puis refaites la posture du côté opposé.

Bienfaits : Les bienfaits sont les mêmes que dans *trikonasana*. Cette posture étire et tonifie les muscles latéraux et obliques. Elle stimule également les organes abdominaux.

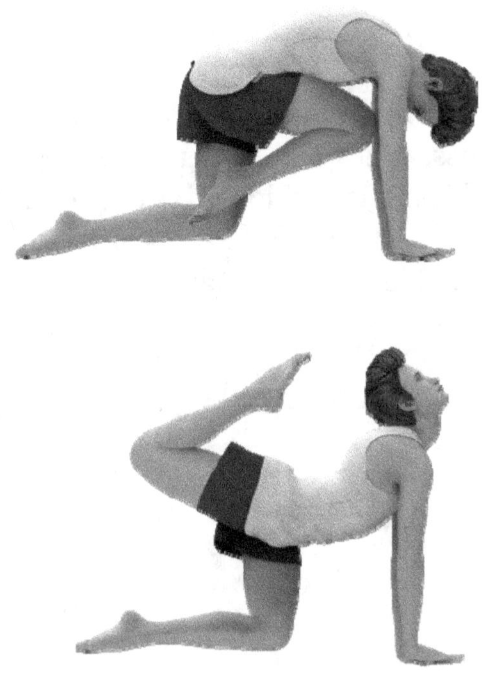

Commencez par vous agenouiller sur le sol, comme dans *marjari asana*, puis prenez la posture du chat. Gardez vos bras à la verticale, à un angle de 90 degrés par rapport au sol.

Puis, en inspirant, tendez votre jambe gauche derrière vous, en la soulevant autant que possible. Pliez le genou gauche et amenez votre pied vers votre tête. Dans le même temps, cambrez le dos, tendez le cou et la tête vers le haut et voyez si vous pouvez toucher votre tête avec les orteils, mais ne forcez pas ! Tenez la posture pendant quelques secondes.

Puis tendez à nouveau votre jambe gauche. En inspirant, faites-la passer sous votre torse, en fléchissant le genou. Amenez-la vers la poitrine. Maintenant votre dos doit être arrondi, et votre tête et votre cou sont inclinés vers le bas.

Répétez ceci plusieurs fois avec la même jambe dans un mouvement de balancier. Assurez-vous que cette jambe ne touche pas le sol. Puis passez à la jambe droite et faites la même chose.

Bienfaits : La posture du tigre cible les kilos en trop dans les hanches et les cuisses, et brûle les graisses stockées dans ces zones. Elle détend les muscles dorsaux et étire agréablement la colonne vertébrale. Elle a un effet positif sur les organes génitaux féminins. Elle améliore également la digestion et la circulation sanguine.

Postures à des fins thérapeutiques

Pour les douleurs dorsales et musculaires

Les postures suivantes peuvent être réalisées afin de soulager le mal de dos, car elles étirent la colonne vertébrale, détendent les muscles du haut et du bas du dos et des épaules, et elles soulagent des maux tels que les hernies discales. Elles libèrent également la tension si souvent accumulée dans le dos, ce qui est une source majeure de stress.

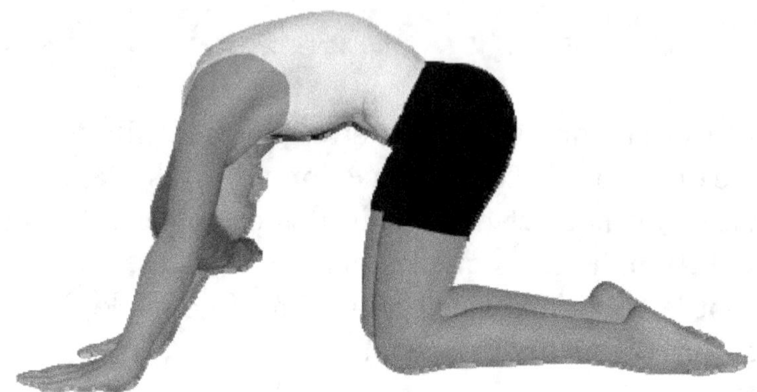

Agenouillez-vous et soulevez votre taille pour que vos cuisses soient perpendiculaires au sol et que vous vous teniez sur les genoux. Penchez-vous vers l'avant et placez vos paumes sur le sol devant vous, comme si vous marchiez à quatre pattes. Gardez vos mains dans l'alignement de vos genoux.

Inspirez et inclinez le cou et la tête vers le haut. Dans le même temps, poussez le ventre vers le bas afin de creuser le dos. En inspirant, remplissez entièrement vos poumons. Retenez votre respiration pendant quelques secondes.

Puis, en expirant, cambrez le dos en étirant la colonne vertébrale et en rentrant la tête entre vos bras. De nouveau, retenez votre respiration pendant quelques secondes, avant d'inspirer et d'entamer le prochain cycle. Répétez jusqu'à dix fois.

Bienfaits : La posture du chat soulage le mal de dos et augmente la souplesse de la colonne vertébrale et des épaules. Elle a également un effet apaisant et thérapeutique sur le système digestif.

Paschimottasana / Posture de la pince

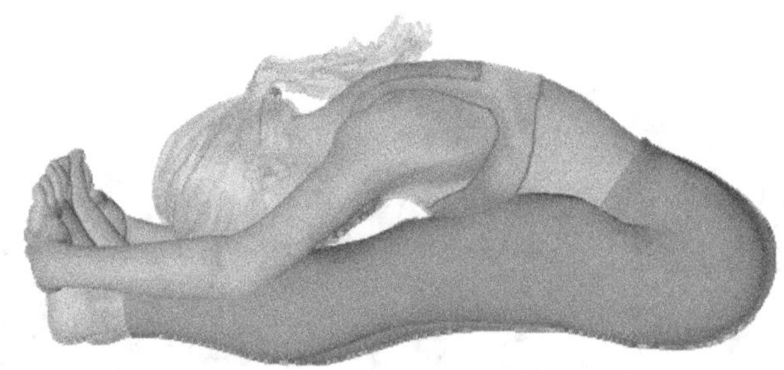

Asseyez-vous sur le sol avec les jambes tendues devant vous, les pieds joints. Expirez lentement et penchez-vous en avant à partir des hanches, en faisant lentement glisser vos mains le long de vos jambes en direction de vos pieds. Prenez votre gros orteil avec vos doigts. Détendez-vous et respirez profondément.

Sans fléchir les jambes, utilisez vos bras pour rapprocher doucement votre tête de vos genoux. N'essayez pas de forcer. Le dos doit être relâché au cours de ce mouvement, ce qui permet d'étirer doucement les muscles du dos et la colonne vertébrale. Lorsque vous réalisez ce mouvement vers l'avant, inspirez à nouveau.

Tenez la posture pendant un certain temps, en continuant à respirer. Puis revenez lentement à la position assise de départ. Vous pouvez réaliser cette posture cinq fois.

Bienfaits : La posture de la pince étire profondément la colonne vertébrale sur toute sa longueur. Elle étire également les ischio-jambiers et augmente la souplesse du dos et des hanches. Elle tonifie et renforce les épaules.

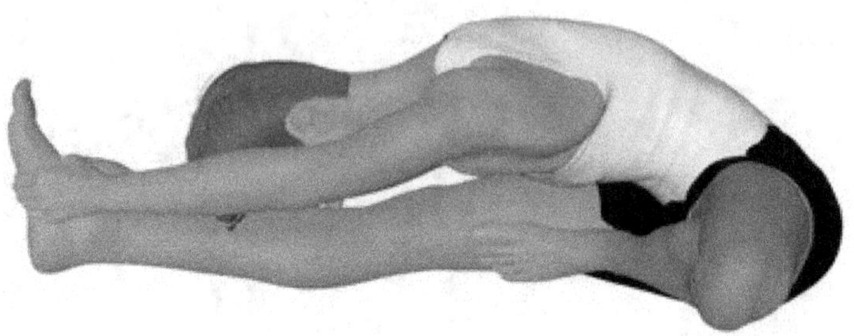

Comme pour la posture de la pince, commencez en position assise, les jambes tendues devant vous. Pliez le genou gauche et ramenez la plante du pied gauche contre l'intérieur de la cuisse droite. Tendez vos mains vers le pied droit, en vous penchant en avant, jusqu'à ce qu'elles touchent le pied droit. Prenez les orteils avec la main gauche et l'extérieur du pied avec la main droite. Approchez votre tête le plus possible du genou droit.

Pour les débutants, il sera difficile de mettre la tête en contact avec le genou. N'essayez pas de forcer ! Cette posture devrait assouplir le dos, en faisant travailler les bras. Tenez la posture aussi longtemps que possible et respirez profondément.

Répétez ensuite avec l'autre jambe. Effectuez cinq séries pour chaque jambe.

Bienfaits : À l'instar de la posture de la pince, cette posture étire la colonne vertébrale sur toute sa longueur, ainsi que les muscles situés de chaque côté du dos. Elle étire aussi les jambes et les rend plus souples pour les postures de méditation.

Utthita Janu Shirshasana /
Posture de la pince debout

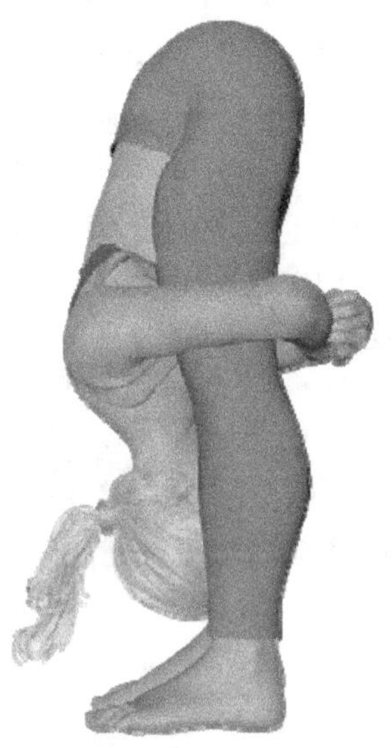

Tenez-vous debout avec les jambes écartées de cinquante centimètres. Tendez les bras devant vous pour qu'ils soient parallèles au sol. Videz l'air de vos poumons, puis retenez votre respiration et penchez-vous à partir des hanches. Enroulez les bras autour de vos jambes et entrecroisez vos doigts. Approchez votre tête des genoux avec vos bras, mais n'essayez pas de forcer. Cela doit étirer le haut du dos et les épaules, y compris la zone située entre les omoplates, ainsi que vos ischio-jambiers. Dans cette position finale, retenez votre respiration. Tenez la posture aussi longtemps que possible avant de relâcher et de revenir à la position verticale initiale tout en inspirant. Réalisez cette posture cinq fois.

Si vous êtes assez souple, dénouez vos mains et utilisez-les pour tenir votre cou. Il s'agit d'une version plus avancée de la même posture.

Bienfaits : Cette posture étire les muscles de la partie supérieure du dos, allonge la colonne vertébrale et étire les ischio-jambiers. Elle augmente également la souplesse des hanches. En relâchant les tensions de la partie supérieure du dos, elle diminue le stress et l'anxiété. Les bienfaits sont semblables à ceux de *padahastasana* (posture des mains aux pieds) présentée dans la section *surya namaskara*, hormis le fait que cette posture étire davantage les épaules et les muscles du haut du dos autour des omoplates.

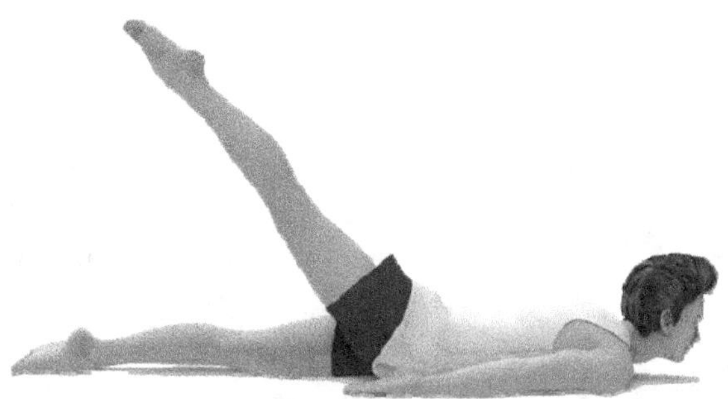

Allongez-vous sur le ventre. Tendez votre menton vers l'avant et posez-le sur le sol. Rentrez vos mains sous vos cuisses, paumes vers le bas. Puis soulevez votre jambe gauche aussi haut que possible sans la plier. Votre jambe droite doit rester sur le sol. En prenant appui sur les bras, poussez sur le sol pour étirer encore davantage votre jambe.

Tenez cette posture aussi longtemps que possible. Lorsque vous êtes fatigué, baissez la jambe gauche sur le sol. Puis répétez cette posture avec la jambe droite.

Vos deux jambes doivent rester parfaitement droites tout au long de cette posture. Réalisez cette posture trois fois, puis détendez-vous en vous allongeant sur le sol, la tête tournée vers le côté.

Bienfaits : Cette posture renforce le dos et étire la colonne vertébrale et le cou. En plus de renforcer les muscles dorsaux, afin de bien soutenir la colonne vertébrale, elle peut aussi contribuer à soulager les hernies discales. La posture de la demi-sauterelle vous renforcera et vous préparera pour la posture de la sauterelle.

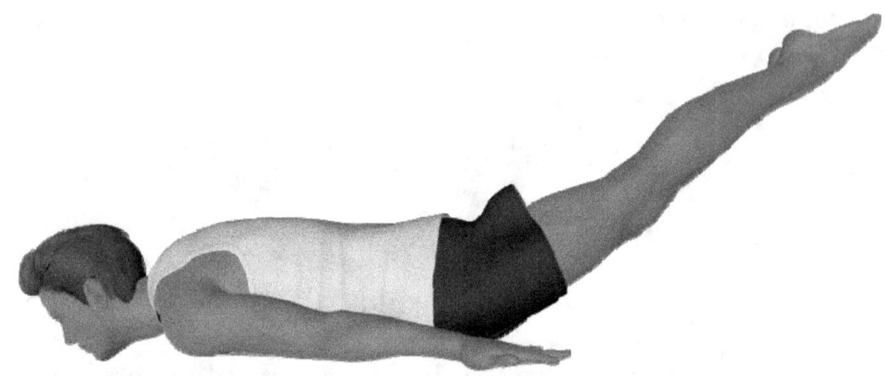

Cette posture est identique à la précédente, sauf qu'ici vous levez les deux jambes en même temps. Poussez le sol avec vos bras pour lever davantage vos jambes. Là encore, répétez trois fois, puis allongez-vous sur le sol et reposez-vous.

Bienfaits : Les bienfaits sont les mêmes que pour la posture de la demi-sauterelle, mais beaucoup plus intenses. Cette posture est excellente pour renforcer vos muscles dorsaux, afin qu'ils soutiennent solidement votre colonne vertébrale.

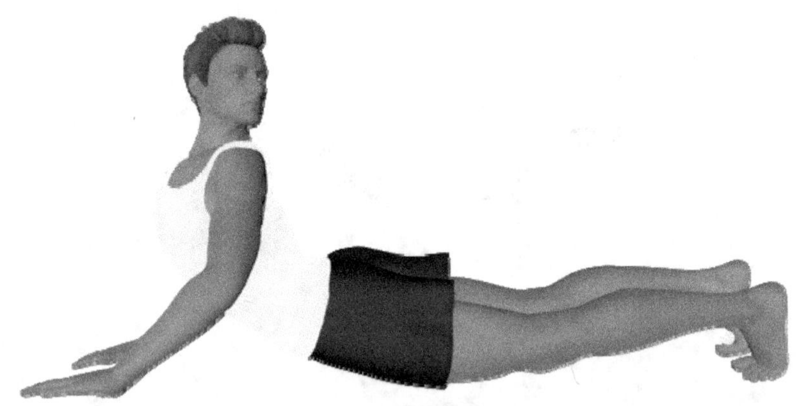

Inspirez et prenez la posture du cobra, mais avec les pieds écartés d'environ 50 cm. Le dessous de vos orteils ou la plante de vos pieds doivent toucher le sol. Regardez vers l'avant ; n'inclinez pas votre tête vers l'arrière, comme dans *bhujangasana*, mais gardez-la perpendiculaire au sol.

Retenez votre respiration, tournez votre tête et vos épaules vers la gauche et regardez votre pied droit par-dessus votre épaule gauche. N'essayez pas de forcer. Relâchez votre dos. Tenez cette posture un court instant, puis revenez vers l'avant, tournez à droite et tenez à nouveau la posture pendant quelques secondes.

Revenez vers l'avant, puis expirez en vous baissant jusqu'au sol.

Bienfaits : Cette posture procure des bienfaits similaires à la posture du cobra (présentée dans la salutation au soleil), mais assouplit encore davantage la colonne vertébrale et aide à stimuler et apaiser le système digestif.

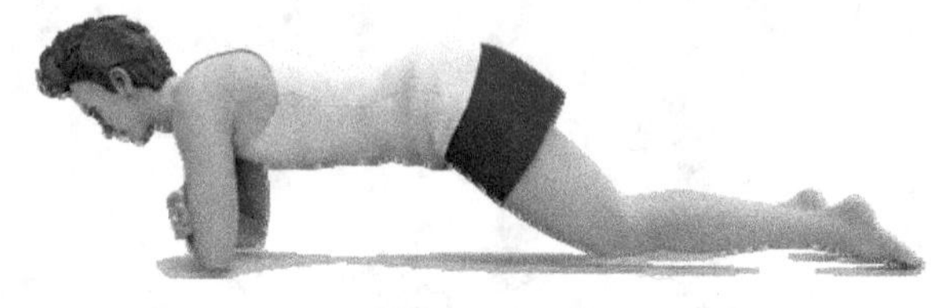

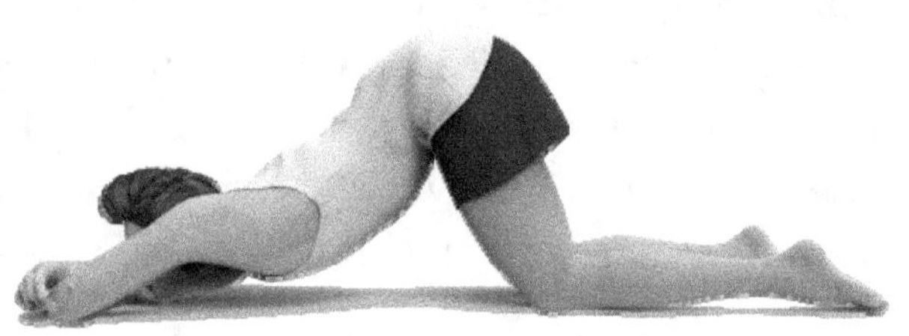

Cette deuxième « version » de la posture du lézard n'a pas grand-chose en commun avec la version précédente si ce n'est son nom.

Allongez-vous sur le ventre, bras croisés sous votre poitrine. Vos mains doivent tenir vos bras au-dessus des coudes. Gardez les pieds légèrement écartés. Regardez vers l'avant.

En gardant vos coudes sur le sol, soulevez votre corps afin de vous retrouver sur les genoux et les coudes, avec le torse parallèle au sol.

Puis tirez vos fessiers vers l'arrière et baissez votre poitrine jusqu'au sol. En inspirant, posez le menton derrière vos bras, avec votre fessier pointant vers le haut.

Dans un mouvement continu, revenez à la position surélevée, puis baissez-vous jusqu'au sol comme au début. Expirez en réalisant ce mouvement.

Bienfaits : Cette posture améliore la respiration en renforçant le diaphragme et en encourageant une respiration abdominale profonde. Elle étire les omoplates et le dos.

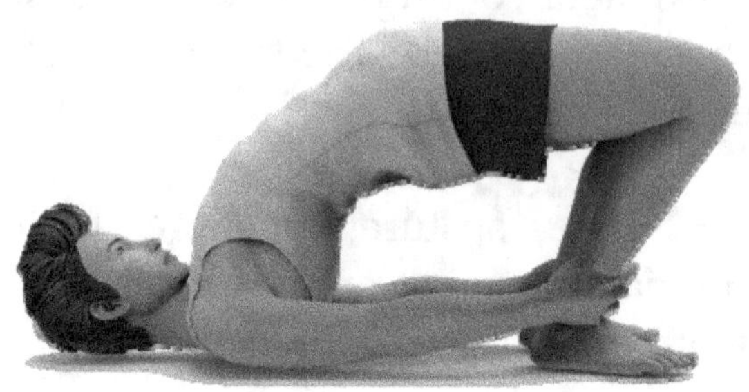

Allongez-vous sur le dos. Pliez les genoux et soulevez vos pieds pour que les talons touchent vos fessiers. Puis baissez les bras et tenez vos chevilles.

Maintenant, cambrez le dos et décollez votre bassin du sol. Imaginez qu'une chaîne vous tire vers le haut à partir du bassin. En position finale, vos cuisses doivent être parallèles au sol et vos mollets doivent former un angle droit. Vos épaules et votre cou supportent le poids du haut de votre corps, tandis que les pieds prennent le reste du poids.

Tenez cette posture aussi longtemps que possible, puis revenez à la position de départ (avec les genoux pliés). Réalisez cette posture environ cinq fois.

Bienfaits : *Skandharasana* améliore votre posture et rend vos épaules plus carrées et plus fortes. Elle améliore la digestion et, chez les femmes, encourage des menstruations saines.

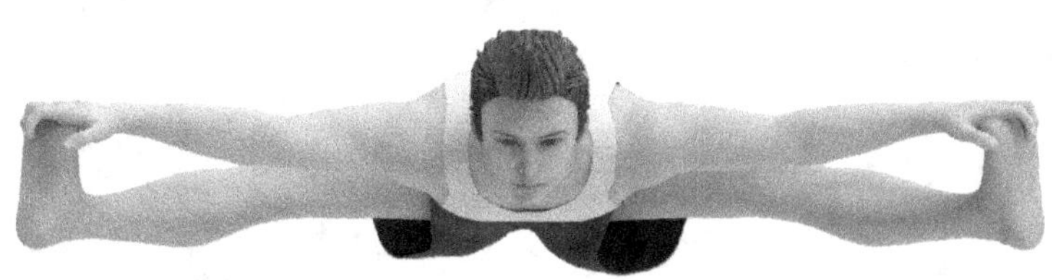

Asseyez-vous avec vos jambes tendues devant vous et penchez-vous légèrement en arrière en prenant appui sur vos mains. Écartez les jambes à un angle de 90 degrés environ, ou aussi proche que possible. Appuyez sur le sol pour soulever vos fessiers, et déplacez-les vers l'avant afin que vos jambes soient légèrement plus écartées.

Pressez l'extérieur de vos cuisses sur le sol, en les faisant légèrement pivoter. Soulevez vos orteils et étirez la plante de vos pieds. Placez vos mains entre vos jambes et faites-les avancer lentement en vous penchant en avant. Soyez prudent — cette posture va étirer votre aine, et il n'est pas question de vous blesser !

Penchez-vous vers l'avant aussi loin que vous le pouvez sans ressentir de douleur ou de tension, *et pas davantage.* Si vous êtes très souple, vous pouvez vous pencher entièrement vers l'avant et prendre vos orteils avec vos doigts. Tenez la posture finale pendant une minute ou deux, respirez lentement.

Bienfaits : Cette posture étire l'intérieur des jambes, les ischio-jambiers et l'aine. Elle étire également la colonne vertébrale et augmente la souplesse des hanches.

Le meilleur exercice du yoga pour soulager les symptômes du rhume et la toux est l'enchaînement *surya namaskara* expliqué précédemment.

Posture pour améliorer les fonctions cognitives et la santé psychologique

En général, la pratique du yoga fait diminuer le stress, l'anxiété et la dépression, et améliore considérablement votre humeur et votre bien-être. Toutefois, certaines postures permettent spécifiquement d'améliorer le fonctionnement cognitif et d'augmenter la mémoire, la clarté mentale et l'intelligence. Pour cela, *surya namaskara*, décrite précédemment, est excellente. Toutes aussi efficaces sont les postures impliquant une flexion vers l'arrière, comme la posture de l'arc et celle du chameau, ainsi que les postures impliquant une torsion de la colonne, telles que la rotation de la taille et *ardha matsyendrasana* ou demi-torsion de la colonne, décrites dans cette section. Pour cela, nous pouvons ajouter les postures réalisées tête en bas qui augmentent le flux sanguin vers le cerveau, comme *vipareeta karani asana* (posture inversée) et sa version plus perfectionnée, *sarvangasana* (posture de la chandelle, non décrite dans ce livre).

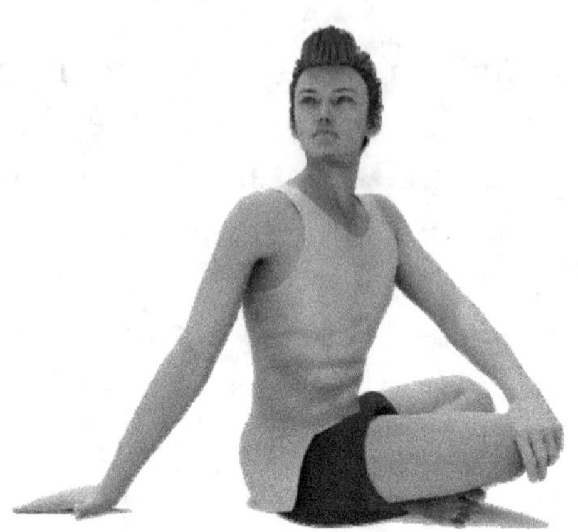

Si *Ardha matsyendranasana,* ou demi-torsion de la colonne, est un peu difficile à réaliser pour vous, vous pouvez essayer cette « torsion assise » plus simple et moins exigeante.

Asseyez-vous en *sukhasana,* la posture confortable. Tournez-vous vers la gauche. Posez votre main gauche, paume vers le bas, sur le sol derrière vous, tandis que votre main droite repose sur votre genou gauche. Tournez votre cou aussi loin que possible sans forcer, afin de regarder derrière vous. Tenez la posture en comptant jusqu'à vingt, en respirant lentement et en laissant les muscles du dos, des bras, du cou et des épaules se détendre entièrement.

Puis revenez à *sukhasana,* et répétez le mouvement du côté droit.

Bienfaits : Il s'agit d'une position profondément relaxante qui soulage l'anxiété et le stress. Elle imprime une légère torsion de la colonne vertébrale de la base jusqu'au cou, ce qui assouplit le dos et améliore la posture.

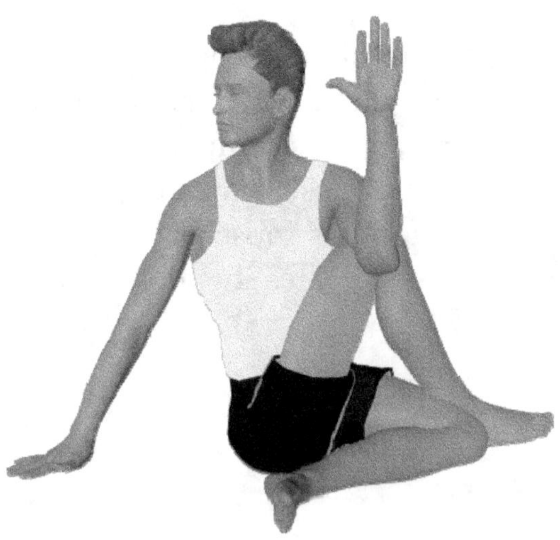

Commencez en position assise, avec les jambes étendues devant vous, pliez le genou droit et posez le pied droit à plat sur le sol. Pliez la jambe gauche et amenez le genou sous le creux de la jambe droite, afin que le talon gauche touche la fesse droite. Amenez le bras gauche sur le côté droit du corps et de l'autre côté de la jambe droite, et prenez votre cheville droite avec la main gauche. La jambe droite doit être collée contre le bras gauche.

En gardant le dos droit, expirez et tournez votre torse vers la droite, et appuyez sur votre main droite sur le sol, sans bouger le coude. Tournez le cou vers la droite autant que possible pour accentuer la torsion de cette posture, mais ne laissez pas vos épaules se voûter. Gardez le cou bien droit et vertical.

L'idée est d'utiliser la jambe droite et le bras gauche pour tordre la colonne vertébrale sans solliciter les muscles du dos, afin que les muscles de la colonne vertébrale et le dos puissent entièrement se détendre. Vous ne devez pas forcer dans cette posture. Respirez profondément vingt fois, puis inspirez et revenez lentement à la position de départ.

Répétez ensuite toute la posture, cette fois du côté gauche.

Bienfaits : La demi-torsion soulage le stress, l'anxiété et la dépression. Elle aide à libérer les tensions profondes du dos, des épaules et du cou, qui accompagnent souvent le stress. C'est aussi une excellente posture pour le dos car elle étire et contracte alternativement les muscles de chaque côté du dos, et peut soigner les problèmes de dos comme les hernies discales.

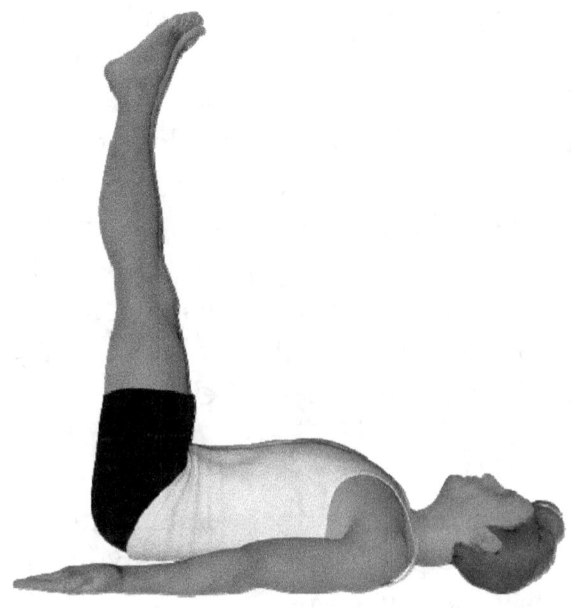

Cette posture est une préparation pour la posture de la chandelle, dans laquelle vous soulevez vos jambes vers le haut sans aucun soutien tout en laissant vos épaules supporter tout le poids de votre corps.

Dans cette posture préparatoire, placez un ou deux coussins contre un mur. Posez les fessiers et le bas du dos sur l'oreiller, tandis que les jambes pointent vers le haut et reposent contre le mur. Vos bras et vos épaules sont posés sur le sol. Vos hanches seront donc légèrement surélevées par rapport à votre poitrine et vos épaules.

Une fois que vous tenez cette posture, vous pouvez simplement vous détendre et respirer profondément. Pour terminer cette posture, amenez vos genoux vers votre poitrine, puis roulez sur le côté avant de vous lever.

Bienfaits : La posture de la demi-chandelle inverse le sens habituel de la gravité sur le corps. Le sang accumulé dans les jambes descend dans la partie supérieure du corps. L'augmentation du débit sanguin vers le cerveau améliore globalement la réflexion et les fonctions cognitives, tout en procurant une détente et en réduisant le stress.

Si votre travail ou votre mode de vie n'est pas très actif et que vous restez assis pendant de longues périodes de temps, cette posture est particulièrement recommandée. Elle contribuera à réduire d'éventuels gonflements ou douleurs dans les jambes et les pieds. De manière générale, elle améliore la circulation sanguine.

Contre-indications : Si votre pression artérielle est élevée, ne réalisez pas cette posture, car elle va augmenter la pression artérielle dans le haut du corps.

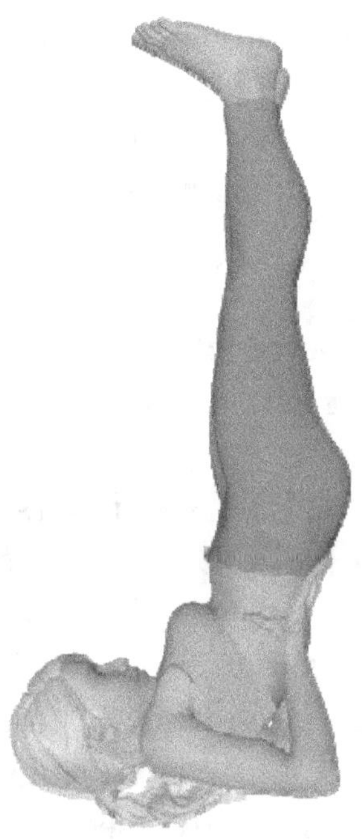

Allongez-vous sur le dos, avec vos pieds joints. Vos bras doivent être à vos côtés, paumes contre le sol. Inspirez en position couchée.

Puis, en retenant votre respiration, soulevez vos jambes vers le plafond et faites-les basculer en direction de votre tête. En poussant avec vos paumes, prenez appui sur les bras pour décoller vos fesses du sol, ce qui obligera votre dos à se plier. Soulevez les paumes, mais gardez les coudes sur le sol, puis posez les paumes de vos mains contre la partie inférieure de votre dos juste sous les fesses pour supporter le poids de votre corps. Si cela vous paraît trop difficile, vous pouvez garder vos paumes contre les fessiers. Vos coudes et vos épaules supporteront le poids de votre corps.

Gardez vos jambes à un angle de 90° au sol. Fermez les yeux et détendez-vous, respirez normalement aussi longtemps que vous vous sentez bien dans cette posture. Puis, en retenant votre respiration, ramenez les genoux vers votre tête, retournez vos paumes face au sol et baissez lentement les fessiers jusqu'au sol, en reposant vos jambes et en reprenant la position initiale.

Au début, il sera peut-être plus facile de poser vos jambes contre le mur pour tenir cette posture.

Bienfaits : La posture inversée inverse la force de gravité exercée sur le corps, ce qui procure de nombreux bienfaits. En particulier, cela augmente le flux sanguin vers la tête. L'augmentation du flux sanguin dans le cerveau est bénéfique pour l'esprit, soulage l'anxiété, le stress et la dépression, améliore les fonctions cognitives et augmente la mémoire et l'intelligence. La posture inversée réduit également les flatulences et soulage les hémorroïdes.

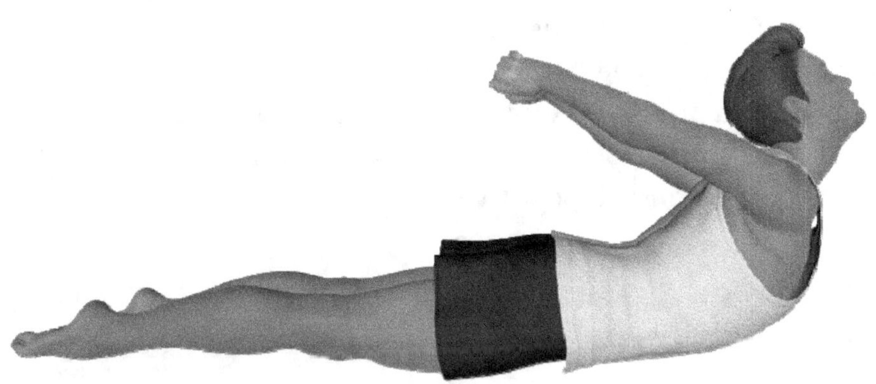

Allongez-vous sur le ventre, jambes rassemblées. Joignez les mains derrière votre dos, et posez-les sur vos fessiers. Posez votre menton sur le sol.

En inspirant, décollez votre poitrine du sol autant que possible. Sollicitez vos muscles dorsaux pour cela, mais ne forcez pas. Dans le même temps, levez les bras. Regardez devant vous.

Tenez la posture aussi longtemps que possible sans respirer. Puis ramenez lentement votre poitrine au sol en expirant. Posez votre tête sur le côté et relâchez. Répétez plusieurs fois.

Bienfaits : En plus de renforcer le bas du dos, la posture du serpent étire et ouvre la poitrine. Elle soulage les affections respiratoires comme l'asthme. Elle favorise une bonne circulation sanguine et un cœur en bonne santé. Elle vous permet aussi d'évacuer les émotions négatives.

De manière générale, les postures inversées inversent les effets de la gravité sur votre visage, vous faisant ainsi paraître plus jeune en retardant l'affaissement des traits du visage qui vous font paraître plus âgé. *Surya namaskara* et la posture inversée (voir précédemment) sont particulièrement efficaces à cet égard. Une autre posture pour conserver une apparence plus jeune est *halasana*, la posture de la charrue.

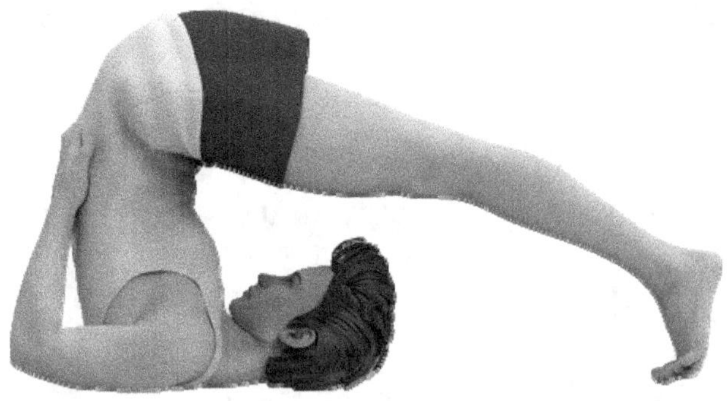

Allongez-vous sur le dos avec vos bras et vos jambes étendus de chaque côté, paumes vers le bas. Inspirez et décollez vos jambes du sol sans les plier, en laissant vos abdos faire le travail. Retenez votre respiration et poussez le sol avec vos bras et vos mains pour soulever les fessiers et le dos, vertèbre après vertèbre, pour les enrouler jusqu'à votre tête. Ramenez vos jambes par-dessus votre tête jusqu'à ce que vos pieds touchent le sol. Si vous ne pouvez pas aller jusqu'au bout, ne forcez pas.

Vous pouvez tenir la posture en appuyant sur la paume des mains contre le sol, ou en pliant les coudes et en ramenant les paumes contre votre dos pour vous aider à le soutenir. Tenez la posture aussi longtemps que possible respirez profondément, et relâchez vos muscles, en particulier dans la partie supérieure du dos et dans la nuque.

Vous pouvez reprendre la position initiale en baissant lentement le dos, vertèbre après vertèbre, jusqu'au sol, puis les fessiers et enfin les jambes. Si vous avez posé les paumes contre votre dos, retournez-les d'abord face vers le sol, puis baissez le dos, les fessiers et les jambes.

Une autre façon d'entrer dans la posture de la charrue est de commencer par la posture inversée (voir ci-dessus) ou sa version plus perfectionnée, *sarvangasana*, la posture de la chandelle.

Bienfaits : La posture de la charrue procure de nombreux bienfaits, rajeunissant notamment votre apparence en permettant au sang d'affluer vers le visage. Elle renforce les muscles abdominaux et les organes de l'abdomen, favorisant ainsi une bonne digestion. Elle étire et renforce les muscles du dos et du cou, réduit les tensions dans les épaules et la nuque, et augmente le flux sanguin dans cette partie du corps. La posture de la charrue, tout comme la posture inversée, diminuera aussi l'acné.

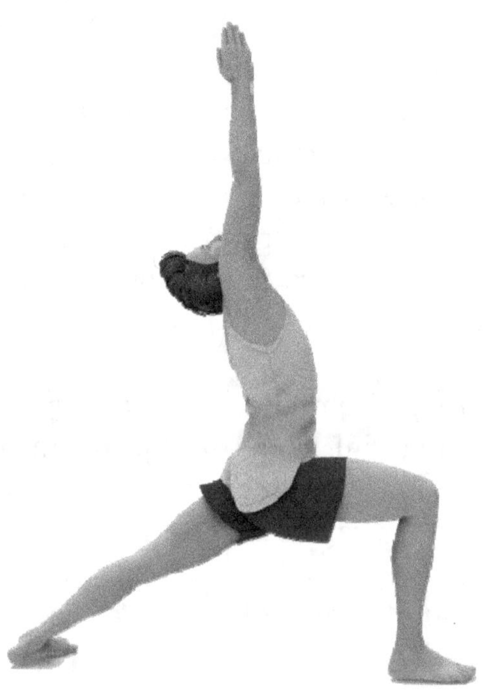

L'enchaînement des postures du guerrier comprend trois postures, dont la troisième est la plus difficile. Ces postures sont excellentes pour tonifier les muscles abdominaux, les jambes, les fessiers, le dos et les bras, mais elles favorisent aussi la circulation sanguine et rajeunissent votre silhouette. Elles inspirent également la confiance et le courage, élèvent votre conscience et vous permettent d'être mieux centré — les attitudes d'un guerrier déterminé.

Cet enchainement de trois postures doit son nom à un guerrier légendaire, Virabhadra. La première posture imite sa position lorsque, convoqué par Shiva, il jaillit de la terre en tenant entre ses mains des épées transperçant le ciel.

Tenez-vous debout bien droit avec les bras sur les côtés. Étirez vos bras au-dessus de votre tête, en joignant les paumes. En inspirant, écartez les jambes à une distance d'environ les deux tiers de votre taille. Puis expirez en vous tournant vers la gauche. Dans le même temps, faites pivoter votre pied gauche afin qu'il pointe dans la même direction. Pliez le genou gauche et penchez-vous dans la même direction, avec le dos cambré, les bras toujours levés et le regard dirigé vers vos mains au-dessus de votre tête. Votre jambe droite doit être droite et tendue derrière vous.

Tenez la posture en comptant jusqu'à 5, puis tendez votre jambe gauche à nouveau. Tournez le pied gauche pour le faire revenir à sa position d'origine. Puis tournez à droite, faites pivoter le pied droit et répétez la posture sur le côté droit.

Répétez entre cinq et dix fois. Puis expirez et revenez en position debout.

Bienfaits : La posture du guerrier I renforce les muscles des jambes, des pieds, du dos, des épaules et des bras. Elle étire également les hanches et les mollets. Elle améliore l'équilibre. La posture du guerrier I améliore également la concentration.

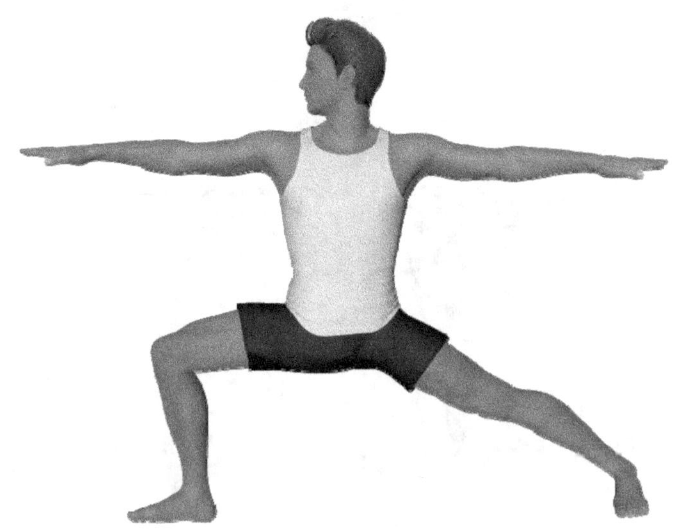

La seconde posture du guerrier imite la posture de Virabhadra lorsqu'il repéra son ennemi de loin.

À partir de la même position debout, écartez les jambes comme précédemment. Tendez vos bras de chaque côté, parallèles au sol. Puis tournez à nouveau le pied gauche afin qu'il pointe directement vers la gauche. Penchez-vous dans cette direction avec votre jambe gauche, et en fléchissant le genou. Gardez le dos bien droit. Votre regard doit glisser le long du bras gauche. Tenez la posture en comptant jusqu'à 5.

Puis revenez en position verticale. Répétez les mêmes mouvements du côté droit.

Effectuez cette posture entre cinq et dix fois, puis revenez en position debout.

Bienfaits : La posture du guerrier II tonifie les muscles des jambes, des bras et du dos. Elle améliore l'équilibre. Sur le plan cognitif, elle insuffle le courage.

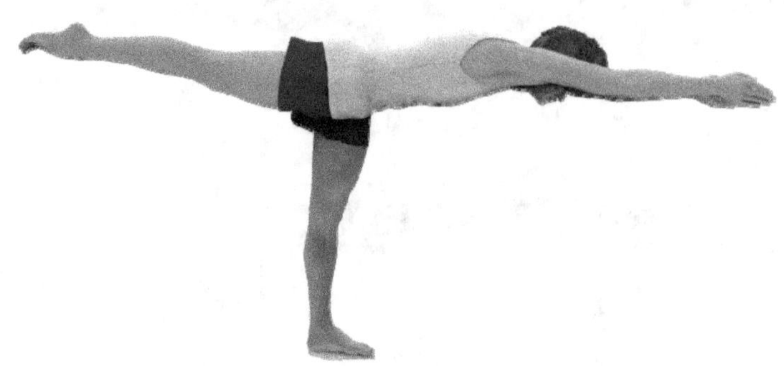

La troisième posture de guerrier imite la position de Virabhadra lorsqu'il brandit son épée pour couper la tête de son ennemi.

Celle-ci est un peu délicate à réaliser et fait un peu penser aux films de kung fu. Une fois que vous êtes à l'aise avec les deux premières postures du guerrier, vous pouvez effectuer la troisième *Virabhadrasana*.

Là encore, commencez en position debout. Tournez votre jambe gauche afin qu'elle pointe vers la gauche. Puis, en expirant, levez le pied droit tout en vous penchant vers la gauche avec votre corps tout entier, bras tendus.

L'objectif est de former une sorte de T, avec tout votre poids en équilibre sur la jambe gauche, votre jambe droite restant tendue derrière vous et vos bras étirés vers l'avant. Votre corps doit être parallèle au sol.

Tenez l'équilibre en comptant jusqu'à cinq, si vous le pouvez. Si vous ne pouvez pas tenir aussi longtemps, revenez en position verticale — et essayez de ne pas tomber ! (Si vous tombez, ne vous découragez pas. Relevez-vous et recommencez.) Puis répétez sur le côté droit.

Bienfaits : *Virabhadrasana III* améliore l'agilité et l'équilibre. En imitant une épée pointée, cette posture améliore la concentration et vous permet d'être mieux centré. Elle tonifie les muscles de la jambe et fortifie les abdominaux.

Postures de relaxation

De nos jours, nous avons tant de choses à faire à un rythme si trépidant et nous sommes tellement captivés par la technologie que, même lorsqu'on a du temps pour soi, on continue à s'occuper et ainsi alimenter un flux constant d'informations dans notre tête. Il en résulte que nous prenons rarement, voire jamais, le temps de nous faire du bien en nous *reposant*. En fait, certains d'entre nous ne savent même pas se reposer.

On peut se reposer en dormant ou en s'allongeant un moment, mais pas seulement. Se reposer peut aussi signifier prendre le temps de méditer, de bien manger ou de jardiner — si ce sont pour vous des activités agréables et relaxantes. En vérité, tout ce que vous faites pour le plaisir et qui vous régénère peut être qualifié de repos.

La relaxation est indispensable à toute pratique du yoga. Si vous ne prenez pas le temps de vous reposer, vous allez souffrir dans votre corps et votre esprit. Les postures décrites dans ce chapitre visent à créer un état de relaxation physique et mentale.

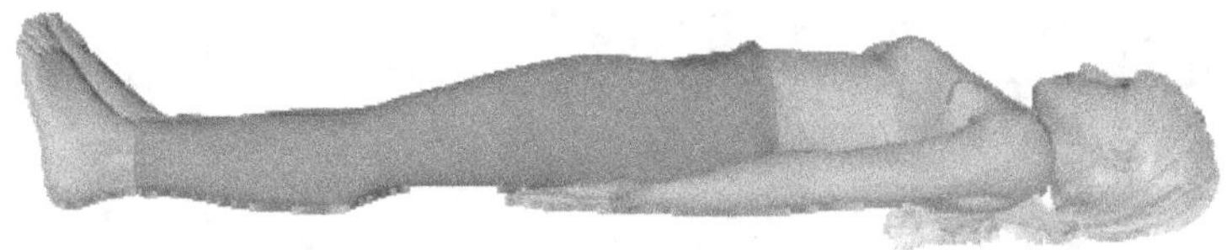

Allongez-vous sur le dos, les pieds légèrement écartés et les bras étendus de chaque côté de votre corps, les paumes vers le haut et les doigts relâchés. Fermez les yeux et laissez votre corps et votre esprit se détendre. Si vous le souhaitez, vous pouvez vous concentrer sur votre respiration comme décrit dans le chapitre sur la méditation, et laisser ainsi votre esprit se fondre dans votre respiration. De cette façon, votre corps et votre esprit atteignent un état de relaxation profonde et naturelle.

Vous pouvez rester dans la posture du cadavre aussi longtemps que vous le souhaitez. Elle se pratique généralement à la fin d'une séance de yoga, mais vous pouvez aussi vous allonger dans cette posture chaque fois que vous vous sentez physiquement ou mentalement fatigué et que vous ressentez le besoin de vous reposer. Avec le temps et la pratique, vous serez plus réceptifs à vos propres besoins, et saurez ainsi mieux quand vous avez besoin de repos.

Bienfaits : La posture du cadavre procure une détente profonde pour le corps et l'esprit. Ceci permet aux tissus musculaires de se réparer ainsi que de diminuer le stress et l'anxiété. Elle vous permet de restaurer votre énergie, en particulier après une séance d'entraînement vigoureuse. Elle diminue la pression artérielle et calme l'afflux de pensées compulsives.

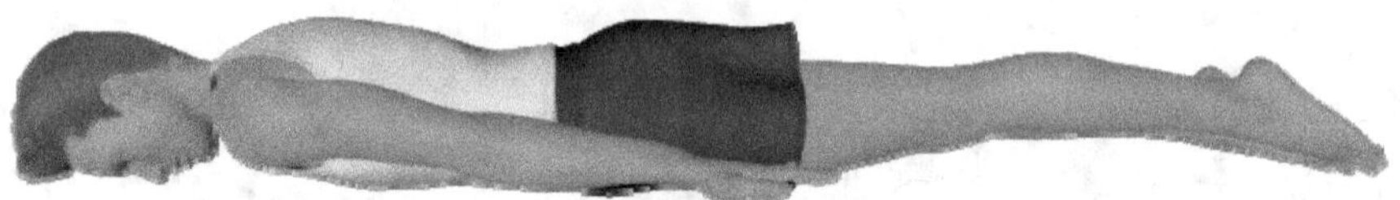

Allongez-vous sur le ventre avec les jambes droites, le dessus des pieds posé sur le sol. Vos bras doivent être étirés vers l'avant avec les paumes vers le bas. Posez votre front au sol. Relâchez entièrement tous les muscles de votre corps et respirez de façon naturelle, sans forcer ni modifier votre respiration. Comme dans la posture du cadavre, vous pouvez pratiquer une respiration en pleine conscience, en comptant jusqu'à dix, pour induire une relaxation profonde.

Tenez la posture aussi longtemps que vous le souhaitez, en profitant du repos qu'elle vous procure.

Bienfaits : Comme la posture du cadavre, la posture du cadavre inversée permet au corps et à l'esprit de se détendre profondément. Elle est également utile en cas de hernie discale, de raideur de la nuque et pour corriger une mauvaise posture.

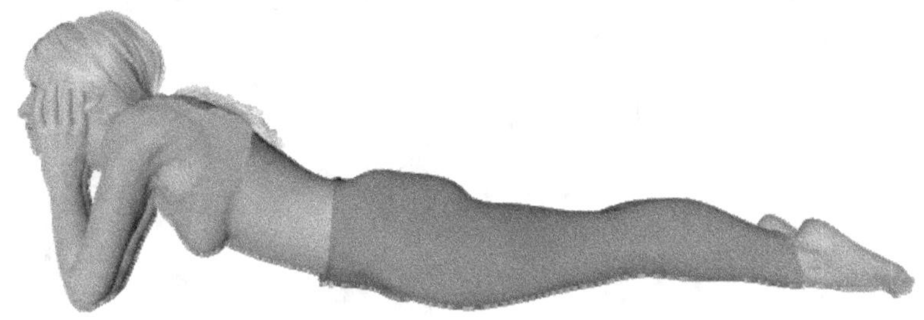

Allongez-vous sur le ventre, comme dans la posture du cadavre inversée, avec vos orteils pointés vers l'extérieur. Soulevez la tête et la poitrine et amenez le menton dans vos paumes de mains, en vous calant sur vos coudes. Relâchez votre corps et tous vos muscles. Fermez les yeux et respirez naturellement, sans chercher à modifier votre respiration.

Si vous ressentez une trop grande tension dans la nuque, déplacez vos coudes pour baisser légèrement votre tête. Vous devriez ressentir une pression égale sur votre cou et le bas du dos, c'est pourquoi vous devez ajuster vos coudes afin de trouver le bon équilibre. La posture doit être confortable et détendue, et vous ne devez ressentir aucune tension. Restez dans la posture du crocodile aussi longtemps que vous le souhaitez.

Bienfaits : Comme la posture du cadavre et la posture du cadavre inversée, la posture du crocodile induit une relaxation profonde et diminue le stress et l'anxiété. Comme la posture du cadavre inversée, elle améliore également les problèmes de la colonne vertébrale tels que les hernies discales. La posture du crocodile présente un avantage considérable par rapport aux deux postures précédentes : elle facilite la respiration abdominale profonde en utilisant votre diaphragme pour inspirer au lieu de votre poitrine.

Contre-indications : Ne réalisez pas la posture du crocodile si cela provoque une douleur dans votre dos.

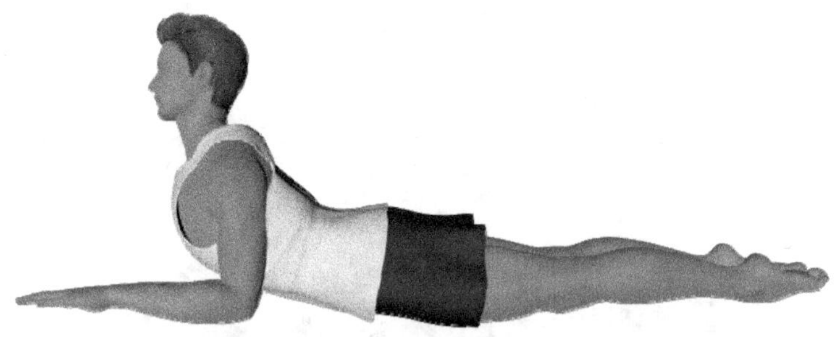

Allongez-vous sur le ventre. Vos orteils doivent pointer vers le bas. Avec les mains et les coudes en contact avec le sol, respirez et poussez sur vos bras, votre poitrine, votre tête et vos épaules pour les décoller du sol. Votre nombril doit toujours toucher le sol. Votre tête doit être bien droite, le regard dirigé devant vous comme le sphinx. Respirez lentement et doucement, et tenez la posture en comptant jusqu'à dix. Puis redescendez lentement sur le sol.

Bienfaits : La posture du sphinx renforce la colonne vertébrale. Elle étire l'abdomen et les organes abdominaux, stimulant ainsi la digestion. Elle ouvre la poitrine et les épaules. Cette posture améliore la circulation sanguine et libère les tensions causées par le stress.

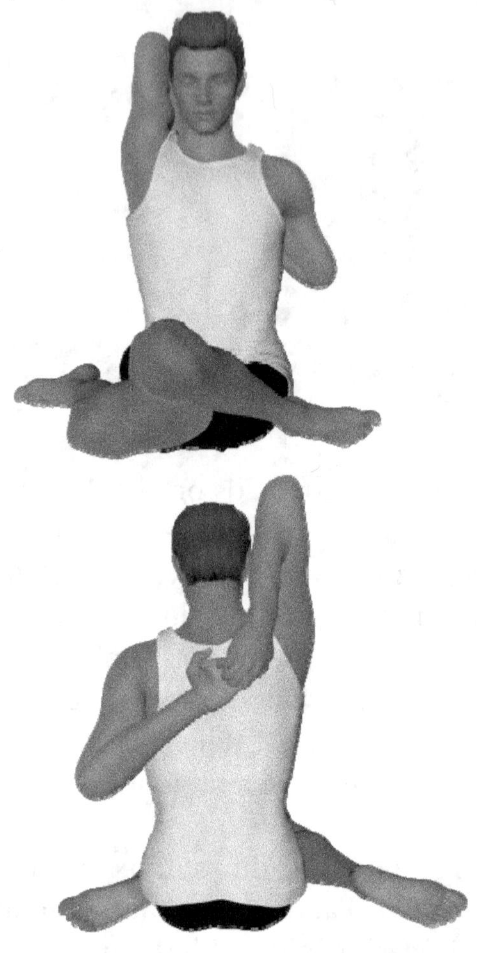

Asseyez-vous avec vos jambes à plat sur le sol et le dos bien droit, les mains posées sur vos cuisses.

Amenez votre pied gauche sous le genou droit et placez-le à l'extérieur de la hanche droite. Puis amenez le pied droit sur la jambe gauche, et placez votre pied droit à l'extérieur de votre hanche gauche. Les genoux doivent être l'un sur l'autre.

En inspirant, étirez votre bras gauche vers le côté. Tournez votre paume vers le bas, puis vers l'arrière, afin que votre pouce pointe vers le bas. En expirant, amenez le bras derrière votre dos et posez-le sur le bas du dos. Puis faites glisser votre bras dans votre dos, le plus haut possible, en le maintenant sur le côté gauche de la colonne vertébrale.

Inspirez et étirez votre bras droit vers l'avant. Tournez la paume vers le haut, puis levez le bras à la verticale. Expirez et pliez votre bras au-dessus de votre tête et votre dos. Essayez de saisir les doigts de la main gauche avec ceux de votre main droite, si vous le pouvez.

Tenez la posture pendant une minute ou deux. Puis déliez vos mains, revenez à la position originale et répétez les mouvements, en passant de droite à gauche.

Si vos doigts ne peuvent pas se toucher, utilisez une sangle. Posez-la sur votre épaule, puis attrapez-la avec la main la plus basse. Lorsque la main du dessus passe au-dessus de la tête et descend, elle saisit la sangle. Puis tirez avec le bras du dessus pour allonger celui du bas. Ne forcez pas — le but est d'améliorer votre souplesse progressivement.

Bienfaits : La posture de la tête de vache étire les jambes, les épaules, la nuque, le dos et les bras. Elle ouvre les hanches et diminue les raideurs dans le dos, la nuque et les épaules. Sur le plan psychologique, c'est un excellent moyen de soulager le stress et l'anxiété. Elle restaure votre énergie lorsque vous êtes fatigué et améliore votre posture.

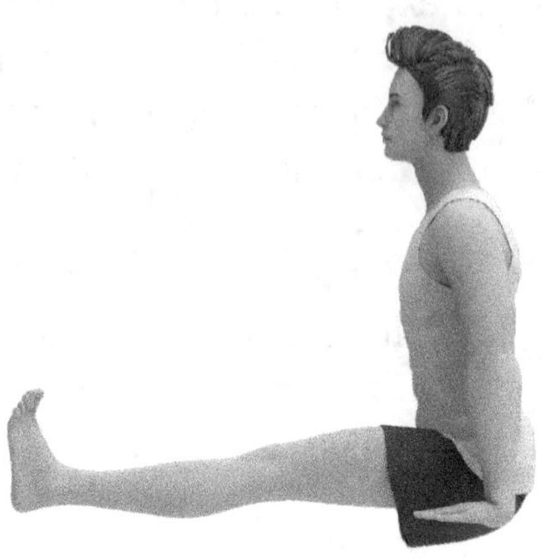

Asseyez-vous sur le sol avec les jambes étendues devant vous et rassemblées. Gardez le dos bien droit à la verticale. Posez une main de chaque côté, paumes tournées vers le sol.

Si vos muscles ischio-jambiers sont tendus, cette position peut être inconfortable. Dans ce cas, entrainez-vous en vous asseyant avec votre dos bien droit contre un mur afin d'obtenir la bonne posture.

Bienfaits : La posture du bâton renforce les muscles de votre dos, aide à aligner votre colonne vertébrale et les os de votre bassin, et améliore la posture.

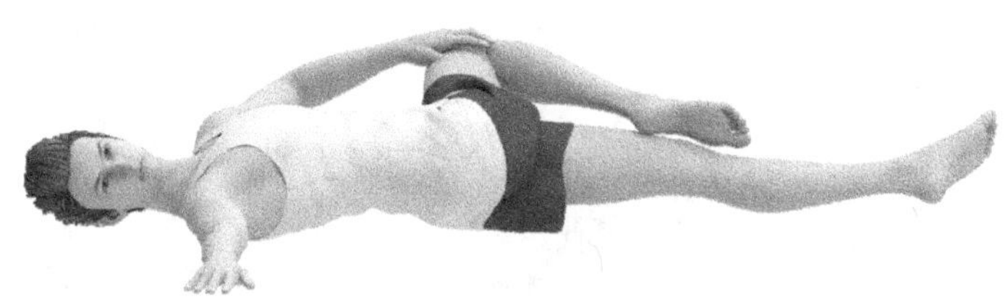

Allongez-vous sur le dos comme dans *shavasana*, avec les bras sur les côtés. Pliez votre jambe gauche, en levant le pied jusque sur le côté de votre genou droit. Prenez votre genou gauche avec votre main droite et tirez-le en direction du sol.

Étirez votre bras gauche vers la gauche et posez-le sur le sol, paume vers le haut. Tournez votre visage vers la gauche aussi loin que possible et regardez dans cette direction. Vos omoplates doivent rester collées au sol.

Tenez la posture pendant une minute en vous détendant. Puis répétez de l'autre côté.

Bienfaits : La torsion du ventre améliore la souplesse de la colonne vertébrale. Elle stimule les organes abdominaux. Elle détend et ouvre les épaules et les hanches. Elle soulage le stress et l'anxiété. Elle améliore également la digestion.

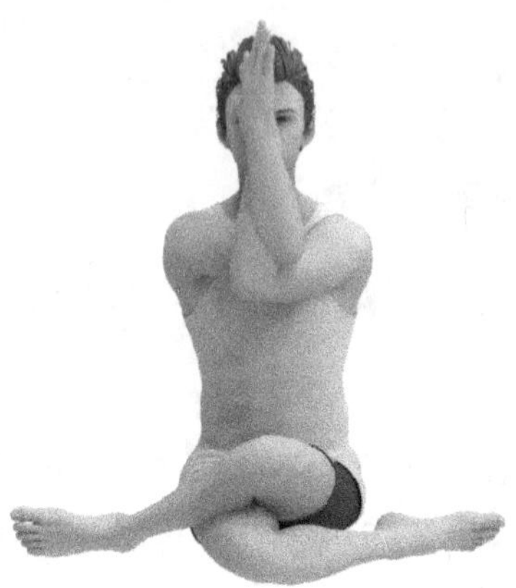

Commencez en position assise. Pliez votre jambe droite et amenez-la sous votre genou gauche, et placez le pied à l'extérieur de votre hanche gauche. Puis amenez le pied droit à l'extérieur de la hanche gauche. Le genou gauche doit reposer sur le genou droit.

Puis étirez vos bras devant vous. En gardant vos bras tendus, croisez le bras droit sur votre bras gauche un peu au-dessus des coudes. Pliez votre coude gauche tout en conservant votre bras droit bien tendu. Votre paume gauche doit faire face à la droite.

Puis pliez votre bras droit, avec la paume tournée vers la gauche. Appuyez sur la paume droite avec les doigts de la main gauche. Si vous ne pouvez pas faire cela, attrapez votre pouce droit avec les doigts de la main gauche. Soulevez vos coudes afin que vos bras forment un angle droit avec votre corps. Vos avant-bras doivent également être à la verticale, afin que vos coudes forment aussi un angle droit. Tenez la posture pendant dix à vingt respirations, respirez profondément dans la zone située entre vos omoplates.

Bienfaits : Cette posture est sans pareille pour libérer la tension musculaire dans le haut du dos et la nuque, des zones difficiles à atteindre. Vous sentirez probablement que vous touchez des muscles longtemps négligés qui nécessitent cependant beaucoup d'attention. Si vous voulez vous étirer un peu plus, soulevez légèrement les coudes.

Il existe une version plus avancée de cette posture, en position debout, qui exige un excellent équilibre et beaucoup de concentration. J'ai cependant présenté ici la version simplifiée afin de vous permettre de profiter immédiatement des bienfaits de cette posture.

Les postures décrites dans cette section régulent la santé sexuelle chez les hommes et les femmes, améliore les fonctions sexuelles et équilibre la libido.

Vajrasana / Posture du diamant

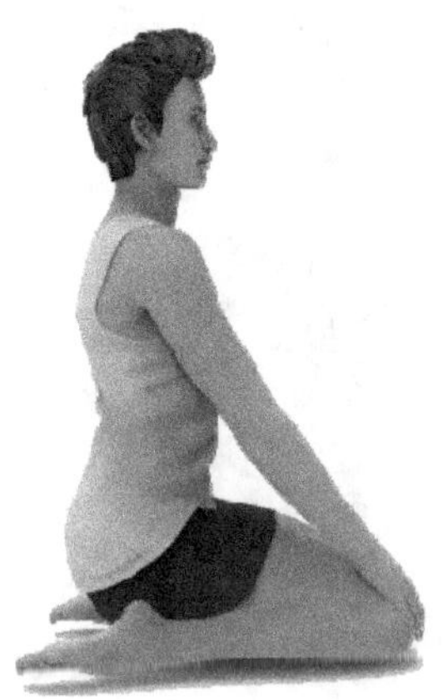

Agenouillez-vous avec les pieds repliés sous les fessiers. Les gros orteils doivent se toucher, tandis que les talons sont tournés vers l'extérieur, posés sous les hanches. Placez vos paumes sur les cuisses ou les genoux, en gardant le dos droit. Les yeux fermés, détendez votre corps et votre esprit. Reposez-vous en étant conscient de chaque inspiration et expiration. Vous pouvez rester de longues heures dans cette posture lorsque vous méditez.

Si vous trouvez que la pression exercée sur vos talons est douloureuse pour vos pieds, placez un oreiller entre vos fesses et vos talons.

Bienfaits : *Vajrasana* améliore la digestion et peut être pratiquée après les repas. Elle soulage l'inconfort gastrique.

Elle renforce le bassin et régule une libido excessive. Elle apaise les douleurs menstruelles chez les femmes et favorise la régularité des cycles.

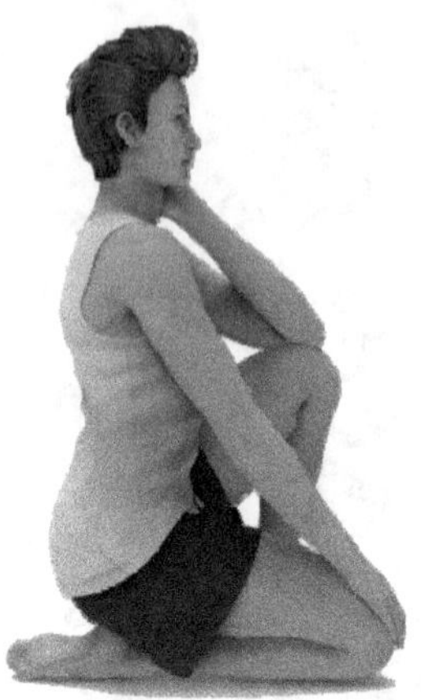

Commencez en *vajrasana*, ou posture du diamant. Soulevez le genou gauche et placez le pied gauche à plat sur le sol, à côté du genou droit. Posez votre bras du haut ou votre coude gauche sur le genou surélevé et posez le menton dans la paume de votre main gauche. Gardez votre dos bien droit. Vous pouvez tenir naturellement cette posture aussi longtemps que vous le souhaitez.

Puis revenez à *vajrasana* et changez de côté. Reposez-vous à nouveau.

Bienfaits : La posture du héros tonifie et optimise le fonctionnement des organes de l'abdomen. Elle améliore également la santé sexuelle. Cette posture augmente également la concentration et clarifie la pensée. Elle vous libère des pensées excessives, inquiétantes ou négatives et détend l'esprit, en le rendant clair et précis.

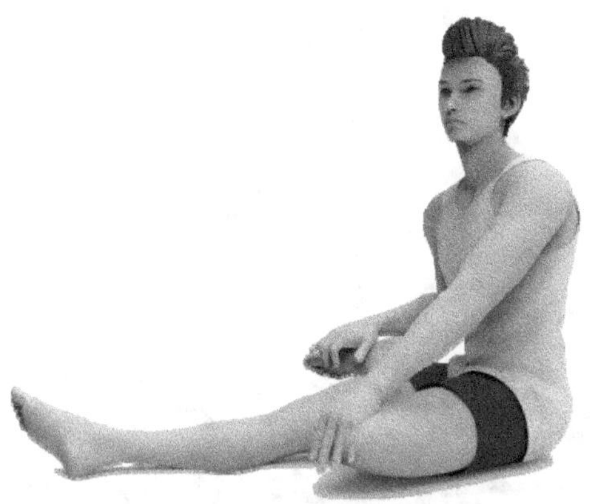

Asseyez-vous sur le sol avec vos jambes étendues devant vous. Ramenez votre pied gauche et posez-le sur votre cuisse droite, enroulez votre jambe jusqu'à ce que votre pied touche votre taille.

Prenez votre orteil gauche avec votre main droite. Votre main gauche doit tenir votre genou gauche. Votre dos et votre cou doivent être droits, tandis que la jambe droite est toujours tendue droit devant vous.

À chaque inspiration, levez le genou gauche en direction de votre poitrine sans forcer. Puis, en expirant, poussez le genou jusqu'à ce qu'il touche le sol. Répétez ce mouvement 20 fois.

Revenez dans la position initiale, puis recommencez avec votre jambe droite cette fois.

Bienfaits : Cette posture permet d'ouvrir les hanches et d'assouplir les genoux. Elle prépare le corps pour rester assis pendant de longues séances de méditation. Elle équilibre également la santé sexuelle.

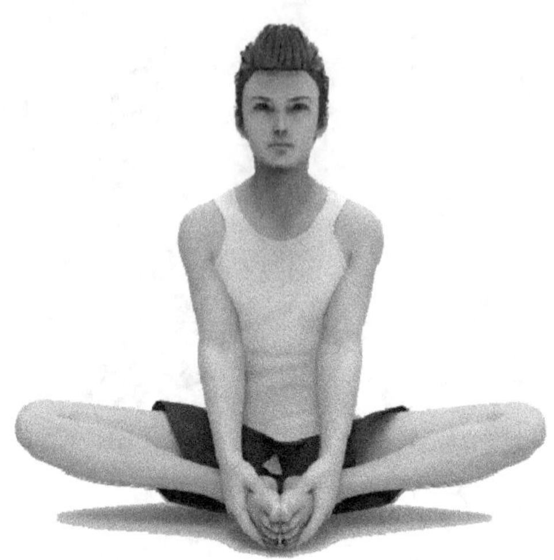

Comme précédemment, asseyez-vous avec le dos droit et les jambes étendues devant vous. Tirez les deux pieds le plus possible vers l'intérieur, en rapprochant les talons de votre aine. Les plantes de vos pieds doivent se toucher. Prenez vos genoux avec les mains et relâchez vos cuisses.

Essayez de garder le dos bien droit tout au long de cette posture. Levez et baissez vos genoux en les faisant doucement rebondir, en poussant vos genoux vers le bas avec vos mains pendant le mouvement descendant. Essayez de les pousser jusqu'au sol, mais ne forcez pas.

Répétez ces mouvements environ 50 fois, puis revenez à la position initiale.

Bienfaits : Ce sont les mêmes que pour la posture du demi-papillon, mais encore plus accentués. Cette posture soulage également la fatigue et les douleurs dans les jambes et les genoux.

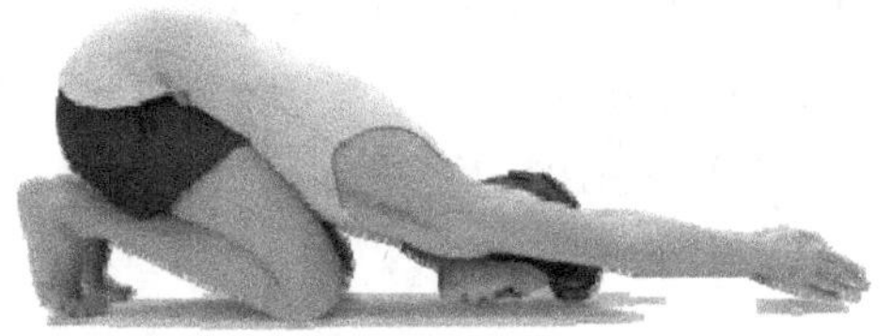

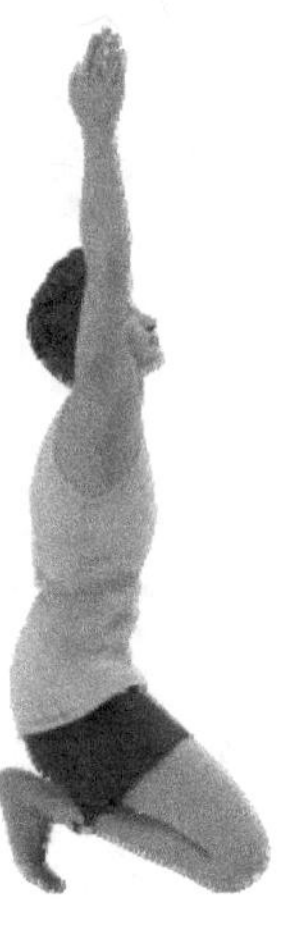

Commencez en *vajrasana*. Puis, en inspirant, faites pivoter vos deux bras et dirigez-les vers le haut au-dessus de la tête, en les écartant de la largeur des épaules. Expirez et penchez-vous en avant à partir de la taille, en amenant les bras et le front jusqu'au sol. Gardez les fessiers sur les talons aussi longtemps que possible. Tenez la posture en comptant jusqu'à dix, détendez-vous profondément.

Puis relevez les bras et le corps complètement. Enfin, baissez lentement vos bras pour revenir à la position initiale. Répétez quatre fois.

Bienfaits : La posture du lièvre étire la colonne vertébrale, en écartant les vertèbres et en leur permettant de retrouver leur alignement. En pivotant la hanche vers le haut et le bas, vous renforcez les muscles du bassin. Cela remédie aux troubles sexuels chez les hommes et les femmes, et encourage un fonctionnement sexuel optimal.

Sukhasana / Posture confortable

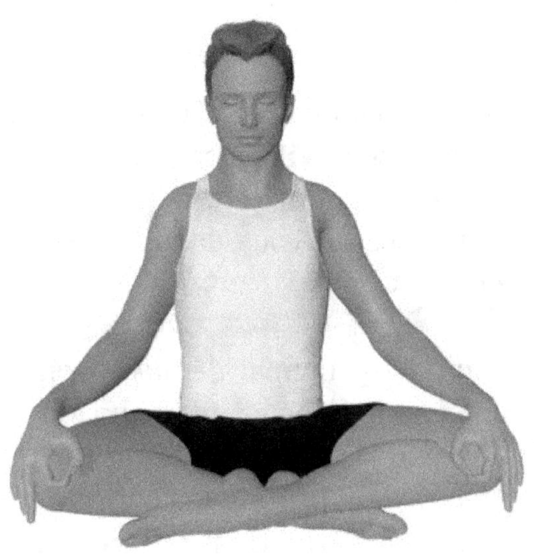

La position de méditation de loin la plus facile pour les débutants est *sukhasana* ou « posture confortable ». Dans cette position, vous croisez vos jambes comme vous le feriez naturellement lorsque vous êtes assis sur le sol. La colonne vertébrale et le cou doivent être droits mais relâchés, sans aucune tension. En raison de la position des jambes, cette posture peut être un peu difficile à réaliser en *sukhasana*, c'est pourquoi il sera beaucoup plus facile de garder votre dos droit si vos fessiers sont assis sur un coussin de cinq ou dix centimètres. Cependant, si vous y parvenez, cette position sera plus confortable pour votre dos. Vous pourrez également garder votre colonne vertébrale bien droite plus longtemps si vous pouvez vous asseoir dans certaines postures de méditation plus avancées, telles que la position du lotus.

Vos mains doivent être jointes en *mudra*, l'index reposant sur l'intérieur du pouce, en formant un cercle, et les trois autres doigts étant étendus mais relâchés. Les paumes peuvent être tournées vers le haut ou vers le bas, posées sur les genoux, avec les bras tendus vers l'avant et les coudes légèrement fléchis.

Inclinez votre tête légèrement vers l'avant. Vous pouvez garder les yeux ouverts ou fermés. Si vous gardez les yeux ouverts, laissez-les se poser sur un point situé à environ un mètre ou un mètre cinquante en face de vous dans le vide, avec le regard détendu et détaché.

Bienfaits : L'avantage principal de *sukhasana* est que cette posture est facile à tenir pour les personnes dont le corps ne parvient pas à s'asseoir dans des positions de méditation plus difficiles. Sinon, pour de plus longues périodes de méditation, une des autres postures permettant aux genoux de toucher le sol offrira une plus grande stabilité.

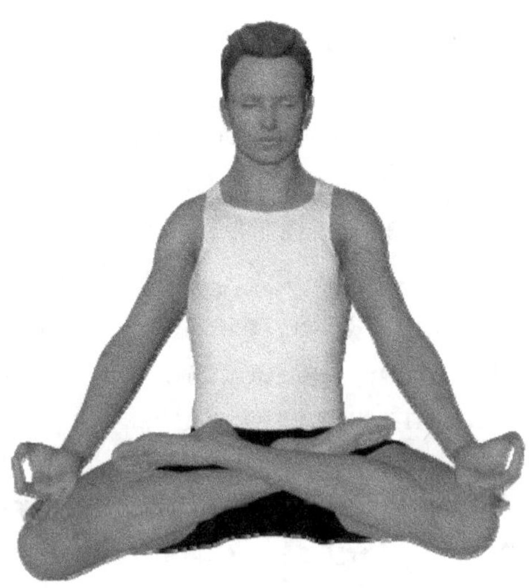

La position du lotus est la posture de méditation classique et la plus célèbre. Si vous y parvenez, tant mieux. Sinon, ne vous en faites pas. Avec *padmasana*, comme avec d'autres postures de yoga, il est très important de ne pas forcer votre corps à faire ce qu'il ne veut pas faire, sinon vous risquez de vous blesser. Donc si vous ne pouvez pas vous installer dans la position exacte, tenez-vous-en aux postures plus dynamiques décrites à partir du chapitre sur la santé et ainsi votre souplesse augmentera. Avec le temps, *padmasana* sera à votre portée. Pour l'instant, si la position du lotus est trop difficile, essayez des postures moins exigeantes comme *sukhasana* et le demi-lotus.

Cette posture est réputée difficile à réaliser pour les débutants et peut causer des douleurs dans les jambes, mais si vous allez vous asseoir pour méditer pendant de longues séances, elle offre la meilleure stabilité et le plus grand relâchement du dos. Par ailleurs, cette posture est particulièrement efficace pour permettre à la *prana* du corps, ou énergie subtile, de circuler de façon à favoriser une conscience méditative intense et profonde.

Pour réaliser la position du lotus, asseyez-vous jambes croisées sur un coussin ou un tapis, avec votre pied gauche posé sur la cuisse droite et le pied droit posé sur la cuisse gauche. Le dos doit être bien droit mais détendu, avec un minimum d'effort et sans tension, comme si votre colonne vertébrale était une pile de pièces de monnaie. Les genoux doivent toucher le sol. Les épaules doivent être légèrement en arrière, comme les ailes d'un vautour, et la langue touche votre palais. La *mudra*, ou geste des mains, peut varier, mais généralement les mains, paumes vers le haut, sont posées sur les genoux, avec l'ongle de l'index touchant l'intérieur du pouce.

Bienfaits : La position du lotus offre une excellente stabilité pendant de longues périodes de méditation assise. Cette posture permet de rester en position assise sans bouger, mais elle encourage également l'esprit à se calmer naturellement et à se reposer dans la conscience méditative. Sur le plan physique, elle renforce la posture et l'alignement de la colonne vertébrale, et améliore également la digestion en favorisant le flux sanguin dans l'appareil digestif.

Contre-indications : Ne tentez pas cette posture si vous avez les genoux fragiles ou blessés. Évitez aussi de la réaliser si vous avez des grandes difficultés à y parvenir, ou si rester assis en *padmasana* provoque une douleur physique. Avant d'essayer d'effectuer *padmasana*, il est bon de pratiquer d'autres postures de yoga qui détendent les muscles et augmentent la souplesse. Si vous souffrez de sciatique, vous devriez aussi éviter la position du lotus.

Variantes : Dans *ardha-padmasana* ou demi-lotus, une jambe est tirée vers l'intérieur et repose sur le sol contre l'intérieur de la cuisse opposée, alors que l'autre jambe repose sur le dessus de l'autre cuisse. Cette posture est plus facile et nécessite moins de souplesse dans les jambes que la position du lotus.

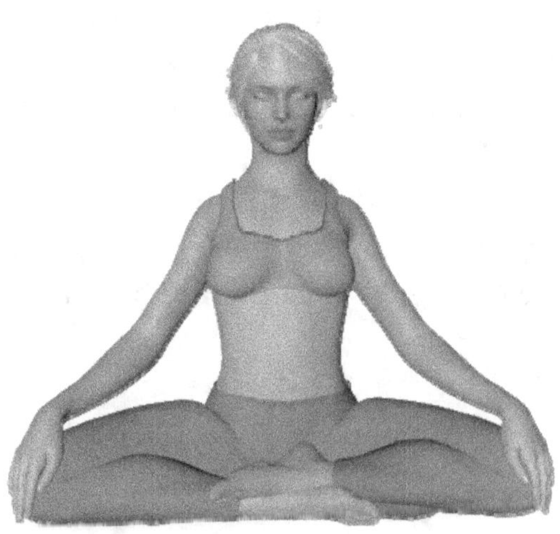

Le pied droit repose contre l'intérieur de la cuisse gauche avec le talon appuyé sur le périnée, et cette zone doit être assise sur le dessus du talon droit. Puis tirez la jambe gauche vers vous, et posez votre cheville gauche sur la cheville droite. Glissez vos orteils du pied gauche entre le mollet et la cuisse de la jambe droite. En position finale, le pied gauche doit se trouver dans la région pubienne au-dessus des organes génitaux, de sorte que les organes génitaux se trouvent entre les talons droit et gauche.

Il existe deux versions de cette posture, une pour les femmes et pour hommes. La version pour les femmes s'appelle *siddha yoni asana* et est identique à celle décrite ci-dessus, mais en inversant la gauche et la droite, avec le talon gauche en contact avec les lèvres de la vulve et le pied droit posé dessus, et le talon en contact avec le clitoris.

Les mains et le reste du corps sont dans la même position que dans *sukhasana* et dans la position du lotus, décrites précédemment.

Bienfaits : Siddhasana peut procurer une stabilité similaire à la position du lotus pour ceux qui ne sont pas suffisamment souples pour s'asseoir en lotus complet. Elle est particulièrement recommandée aux personnes qui souffrent d'hypertension artérielle et de problèmes de prostate. Elle redirige l'énergie subtile du corps vers le haut, en l'éloignant de l'appareil génital, ce qui signifie qu'elle peut faire baisser la libido. À vous de décider si c'est un bienfait ou non !

Enchaînements

Les postures individuelles sont très efficaces, mais comment les utiliser dans le cadre d'une pratique cohérente et dans quel ordre ? Il est important de réaliser les postures dans un enchaînement bien précis. Cela structure votre pratique du yoga et vous aide à vous concentrer.

Un enchaînement de base en yoga

Voici un enchaînement de base en yoga que vous pouvez réaliser quotidiennement :

1. Commencez en vous asseyant dans une posture de méditation comme *sukhasana*. Prenez le temps de vous centrer en pratiquant la méditation de pleine conscience ou une respiration rythmique (décrite dans le chapitre sur la respiration).

2. Levez-vous, puis penchez-vous vers l'avant et exécutez le chien tête en bas.

3. Ensuite, effectuez la série de *Surya Namaskar* plusieurs fois – au moins trois. Vous pouvez le faire lentement ou rapidement, selon vos préférences.

4. Faites *vrkasana*, la posture de l'arbre, quelques minutes sur chaque jambe, ou aussi longtemps que vous pouvez maintenir votre équilibre.

5. Posez vos pieds sur le sol, puis passez en *trikonasana*, la posture du triangle. Réalisez cette posture de chaque côté.

6. Ensuite, effectuez *uttitha parsvakonasana*, ou posture de l'angle latéral, de chaque côté.

7. Revenez à la position debout, puis asseyez-vous en *dandasana*, la posture du bâton.

8. À partir de la position verticale, penchez-vous vers l'avant en *paschimottanasana*.

9. Revenez à *dandasana*, puis tirez vos chevilles vers votre aine et faites *purna titali asana*, la posture du papillon. Si c'est trop difficile, effectuez la posture du demi-papillon avec chaque jambe.

10. Revenez en *dandasana*, puis écartez vos jambes et penchez-vous vers l'avant en *Konasana konasana*, la posture du cordonnier.

11. Revenez en *dandasana*, puis exécutez *naukasana*, la posture du bateau.

12. Allongez-vous sur le ventre et exécutez *sarpasana*, la posture du serpent.

13. Allongez-vous sur le dos et cambrez le dos vers le haut en *setu asana*, la posture du pont.

14. Reposez le dos sur le sol, puis prenez la posture inversée, *vipareeta karani asana*.

15. Revenez en position allongée. Puis faites *jathari parivartaranasana* ou torsion couchée.

16. Enfin, allongez-vous sur le dos dans la posture du cadavre, *shavasana*. Détendez votre esprit et votre corps aussi longtemps que vous le souhaitez. Vous pouvez constater que votre esprit est naturellement entré dans un état méditatif. Cela est dû au relâchement des tensions dans vos muscles et à l'étirement des différentes parties de votre corps stimule la circulation du prana, ou énergie subtile, qui sert de support à la conscience méditative et équilibrée.

Vous n'êtes pas obligé de suivre cet enchaînement à la lettre, mais il vous donne une bonne idée de la façon dont un enchaînement de yoga est structuré.

Il commence par la méditation et *Surya Namaskara*. Vient ensuite une série de postures en position debout. Vous réalisez ensuite des postures en position assise. Enfin, il y a une série de postures que vous pouvez réaliser en étant allongé, ou en commençant en position allongée et en terminant par la posture du cadavre.

La structure de cet enchaînement est donc debout-assis-couché. Vous pouvez ajouter ou supprimer des postures. Par exemple, si vous souhaitez surtout cibler votre colonne vertébrale, vous pouvez faire *ardha matsyendrasana* avec les autres postures assises — notamment après *paschimottanasana*. Ou si vous trouvez *upavistha konasana* trop exigeante, vous pouvez la remplacer par une posture plus confortable pour votre corps. Les postures décrites au début de ce livre sont un bon référentiel de postures de yoga pour un niveau débutant ou intermédiaire.

* * *

Vous pouvez aussi réaliser des enchaînements ciblant des zones plus précises. En voici un exemple.

Enchaînement pour soulager les épaules et le stress

Le stress est un mal omniprésent dans la vie moderne, et ses manifestations sont souvent physiques, principalement sous forme de douleurs et de tensions ressenties dans les épaules et le haut du dos. Une raideur de la nuque et des épaules, ou une mauvaise posture avec les épaules voûtées, sont des problèmes très courants. Rester assis à un bureau toute la journée, penché sur un écran, en tapant et en cliquant sans cesse et sans prêter attention à notre position ne nous facilite pas les choses. Cet enchaînement permet de corriger tous ces problèmes et d'atténuer le stress et les douleurs ressenties dans les épaules.

1. Commencez par *surya namaskara.*

2. Debout, effectuez la posture du chien tête en bas. Tenez la posture pendant deux minutes.

3. Ensuite, baissez-vous et tenez la posture de la planche, *phalakasana,* pendant deux minutes.

4. Revenez dans la posture du chien tête en bas, puis de nouveau dans la posture de la planche.

5. Redressez-vous et effectuez *tadasana,* la posture du palmier.

6. À partir de là, faites *trikonasana.*

7. Baissez-vous pour vous asseoir, et effectuez *gomukhasana,* la posture de la tête de vache. Faites-la de chaque côté, en étirant bien chaque bras.

8. Puis faites *garudasana,* la posture de l'aigle.

9. Penchez-vous vers l'avant en *paschimottanasana*, la posture de la pince. Détendez bien vos muscles dorsaux en tirant avec vos mains.

10. Revenez en position verticale, puis faites *ardha matsyendrasana*, la demi-torsion de la colonne.

11. Allongez-vous sur le dos et faites *setu asana*, la posture du pont.

12. Détendez-vous en *shavasana* pendant un moment.

13. Puis soulevez vos jambes pour prendre la posture inversée, *vipareeta karani asana*.

14. À partir de la posture inversée, si vous le pouvez, amenez vos jambes au-dessus de votre tête et baissez-les en *halasana*, la posture de la charrue.

Revenez lentement en position allongée, en reposant une vertèbre après l'autre, et enfin reposez-vous en *shavasana*. Laissez votre corps et votre esprit se détendre pleinement, et respirez profondément en vous laissant glisser dans un état profond et réparateur.

Respiration

Les bienfaits du yoga sont nombreux, mais il faudra en faire l'expérience vous-même avant de commencer à saisir l'impact profond que le yoga peut avoir sur votre vie. Il permettra d'améliorer vos performances dans de nombreux domaines, y compris votre vie professionnelle et sociale, votre bien-être émotionnel, votre santé et votre paix intérieure.

À mesure que vous approfondirez votre pratique du yoga, vous remarquerez que vous devenez peu à peu plus attentif à ces domaines. Le yoga est plus efficace s'il est allié à d'autres pratiques saines dans une approche holistique de bien-être général. Une telle approche crée une synergie qui permet d'unir le corps et l'esprit pour former un tout cohérent.

La cohérence est une chose dont Alan Watkins, neuroscientifique et expert en performance, parle longuement dans son livre, *Coherence : The Secret Science of Brilliant Leadership*. La cohérence est ce qui permet aux fonctions du corps et de l'esprit de travailler en rythme et en harmonie, au lieu de fluctuer de manière chaotique entre différents états.

Lorsque votre physiologie — par exemple, votre fréquence cardiaque — devient chaotique, le lobe frontal du cerveau cesse de fonctionner. Le lobe frontal intervient dans la pensée d'ordre supérieur, la logique et la prise de décision. Tout ce qui exige une concentration et la résolution de problèmes s'appuie sur les capacités du lobe frontal. Et si l'on veut naviguer efficacement dans les méandres de nos vies et de nos emplois, ces capacités cérébrales nous sont indispensables. C'est pourquoi il est essentiel de réduire au minimum les fluctuations chaotiques du corps et de l'esprit, et de renforcer la cohérence autant que possible.

À l'origine, les outils de notre cerveau servant à traiter de nombreux problèmes de la vie devaient nous permettre de faire face à des situations basiques, à l'époque où nos ancêtres vivaient dans la savane avec pour principales préoccupations la recherche de nourriture et d'un abri, tout en échappant à de dangereux prédateurs. C'est pourquoi, à bien des égards, nous sommes mal équipés pour faire face aux défis de la vie. Mais heureusement, nous avons à notre disposition des moyens d'optimiser le fonctionnement de notre système archaïque afin de répondre aux exigences de la vie moderne. Lorsque le corps et l'esprit travaillent ensemble de façon optimale, on peut constater un gain d'efficacité absolument stupéfiant.

L'un des meilleurs moyens d'instaurer une cohérence ou une stabilité du corps et l'esprit est de travailler avec la respiration. Selon Watkins, il existe douze aspects de la respiration que nous pouvons apprendre à contrôler, mais seuls les trois premiers sont essentiels pour améliorer la cohérence. Néanmoins, je vais ici énumérer les douze aspects, car certains d'entre eux sont importants pour *pranayama*, la branche du yoga relative au contrôle de la respiration.

- Rythme – un ratio constant entre inspiration et expiration
- Fluidité – la régularité de la respiration
- Point d'attention – sur quelle partie de votre corps votre esprit se concentre-t-il lorsque vous contrôlez votre respiration ?
- Vitesse
- Schéma – un ratio spécifique entre inspiration et expiration
- Volume – la quantité d'air que vous inspirez
- Profondeur – la profondeur à laquelle l'air pénètre dans les poumons

- Entraînement – synchronisation des systèmes dans le corps, souvent inconsciente
- Résistance – toute obstruction ou constriction du flux d'air, par exemple, en resserrant les narines
- Mécanique – utilisation de muscles comme le diaphragme
- Circulation – de l'air dans le corps
- Techniques spéciales – telles que les techniques de méditation

L'objectif de la respiration rythmique est de fonctionner avec les trois premiers aspects. Vous pouvez donc inspirer en comptant jusqu'à 4, expirer en comptant jusqu'à 6 et retenir votre respiration en comptant jusqu'à 2. Ou vous pouvez faire 5/5, ou 3/6 ou toute variation qui vous est plus confortable. Pour cet exercice, le nombre importe moins que la cohérence du rythme. Celui-ci apporte une cohérence aux rythmes de votre corps, qui à son tour stabilise vos sensations, vos émotions et vos pensées.

Lorsque vous respirez, veillez à ce que vos respirations soient *fluides* du début à la fin. Des respirations saccadées, irrégulières ou inégales, vont accroître les variations et ainsi diminuer la cohérence. C'est le second aspect de cet exercice.

Enfin, concentrez votre attention sur la zone centrale de votre poitrine, près du cœur, ou chakra du cœur. Ceci va approfondir la prise de conscience de votre corps, et vous permettre de vous sentir davantage centré. Cette zone étant aussi reliée aux émotions positives, cela va favoriser un sentiment général de bien-être psychologique. Sentez votre poitrine se gonfler et se dégonfler, et concentrez-vous sur la sensation du souffle traversant cette zone centrale.

Ce type de respiration est également conseillé pour réaliser les postures de yoga. Quand vous effectuez des postures, votre respiration doit être rythmique et fluide, et votre attention doit porter sur les différentes zones de votre corps.

Pranayama

Comme nous l'avons déjà mentionné, la tradition du yoga possède un ensemble de pratiques permettant de travailler avec la respiration. Elles relèvent de la science du pranayama. Je traite ce sujet plus en détail dans mes livres sur les chakras et la kundalini. Ici, je vais simplement vous présenter l'idée de base afin de vous donner un aperçu.

Selon le pranayama, la respiration est reliée au *prana*, une énergie subtile qui anime le corps et le monde. Ou, si vous préférez, vous pouvez vous la représenter comme une énergie traversant votre expérience subjective de votre propre corps et du monde. L'essentiel n'est pas là. Ce qui compte, c'est que les pratiques qui accompagnent le prana peuvent avoir un impact considérable sur votre corps et votre esprit.

Dans votre corps, le prana circule grâce à un système de canaux d'énergie. Ces canaux sont nombreux, mais les principaux sont au nombre de trois et partent de votre chakra principal situé près de l'anus jusqu'à la cakra qui couronne votre tête :

- *Ida* est situé sur le côté gauche du corps et représente un principe féminin et passif.
- *Pingala* est situé sur le côté droit du corps et représente un principe masculin et actif.
- *Sushumna* circule au centre et n'est ni masculin ni féminin, ni passif ou actif — son énergie est neutre.

Le but ultime du pranayama consiste à faire circuler les énergies subtiles dans le canal central sushumna et monter jusqu'au sommet du crâne. Mais attention : cela peut être extrêmement dangereux sans préparation et sans les conseils d'un maître spirituel qualifié.

Le corps subtil peut être considéré comme une carte de tous les aspects et niveaux de votre être. En tant qu'êtres humains, nous sommes des animaux, mais nous ne sommes pas seulement des êtres biologiques. Nous sommes également capables d'atteindre d'incroyables sommets intellectuels et spirituels. C'est pourquoi les chakras sont disposés tout au long de la colonne vertébrale, depuis le niveau le plus bas, qui est lié aux fonctions biologiques les plus simples, jusqu'au chakra situé au sommet de la tête, qui est le niveau de réalisation spirituelle le plus élevé et la connaissance de la conscience absolue.

Nous ne sommes pas des êtres *uniquement* physiques ou *uniquement* spirituels. La spiritualité indienne nous enseigne que nous sommes à la fois ancrés dans le niveau matériel et biologique de la vie ainsi que dans le niveau divin plus élevé. Nous devons toujours garder les pieds sur terre, pour garder contact avec la solidité fondamentale de l'existence. Nous n'avons pas le choix : si nous essayons de nous envoler loin de notre vie terrestre, comme Icare, nous retomberons inévitablement sur terre.

Cela dit, nous ne sommes pas uniquement des êtres terriens. Nous sommes même plutôt aériens. Selon la physique moderne, malgré une apparence de solidité, les atomes de notre corps sont très éparpillés. Il y a beaucoup d'espace dans notre corps. Nous sommes vides à 99.9999999999996 %.

C'est ainsi que le ciel et la terre se réunissent en un seul être : l'être humain. Le yoga développe l'aspect physique de notre être afin de de s'en servir de base pour travailler avec l'aspect spirituel. Si nous nous concentrons sur l'un et négligeons l'autre, nous sommes comme un oiseau volant avec une seule aile.

Sushumna est comme un axe cosmique qui relie le ciel et la terre. Il permet la communication entre la matière et l'esprit. Mais avant que cela soit possible, le corps doit être développé afin de ne pas être écrasé par la puissance brute de notre être spirituel plus profond.

Nadi shodhana / Respiration alternée

Comme le suggèrent *ida* et *pingala*, le yoga enseigne que notre être possède des côtés aussi bien masculins que féminins. Ce n'est pas une idéologie sexiste : chacun de nous possède les deux en soi, et nous avons tendance à préférer un mode plutôt que l'autre. Il faut également qu'ils travaillent conjointement avec notre cerveau gauche et notre cerveau droit. Le cerveau gauche contrôle la moitié droite du corps, qui est le domaine de *pingala*, le masculin. Le cerveau droit contrôle la moitié gauche du corps, qui contient l'*ida*, le côté gauche ou féminin.

Les hommes ont tendance à préférer l'énergie masculine — mais *pas tous les hommes*. De même, les femmes ont *tendance* à préférer l'énergie féminine, mais bien sûr, beaucoup de femmes y font exception. Et aucune femme ne s'appuie *en permanence* sur l'énergie féminine. Nous sommes des êtres complexes avec de nombreuses facettes.

S'appuyer trop sur l'une ou l'autre de ces énergies peut être source de problèmes. Trop d'énergie masculine peut vous rendre trop agressif, trop analytique et rationnel. Comme le dit l'adage, si votre seul outil est un marteau, tous vos problèmes ressemblent à des clous. Vous vous comportez comme un bulldozer— une approche grossière et primitive.

Trop d'énergie féminine et vous voilà trop doux et passif, trop émotif et sensible. Attendez-vous à ce que l'on profite de vous facilement.

Le yoga vise toujours à équilibrer les forces contraires. C'est pourquoi toutes les postures décrites précédemment requièrent que l'on accorde autant de temps aux côtés droit et gauche de notre corps. Le fait est que nous disposons d'énergie masculine et féminine, alors pourquoi ne pas en faire le meilleur usage ? Ainsi, nous instaurons un équilibre dans notre vie et pouvons toujours trouver un moyen approprié pour faire face à chaque situation. C'est bien mieux que d'être déséquilibré en permanence.

Nadi shodhana, ou respiration alternée, équilibre les aspects masculin et féminin de notre être en contrôlant la façon dont le prana circule à travers ida et pingala. Grâce à cet exercice, vous accordez un temps égal à ida et pingala et trouvez le juste milieu.

1. Pour cet exercice, installez-vous dans une posture de méditation assise, comme la position du lotus ou la posture des maîtres. La position du lotus est préférable, car les pieds sont plaqués contre les canaux subtils situés dans les jambes. Mais le plus important est que vous choisissiez une position confortable. Ne forcez pas !

2. Commencez par vous détendre et effectuer la respiration rythmique décrite précédemment pendant quelques minutes. Cela instaure une cohérence de vos rythmes physiologiques et calme l'esprit.

3. Laissez votre main gauche sur votre genou et appuyez l'index et le majeur de votre main droite entre vos sourcils, sur le chakra du troisième œil. Ce geste stimule la perspicacité et favorise la pleine conscience.

4. Videz entièrement vos poumons. Puis appuyez doucement le pouce droit contre le côté droit de votre nez. Inspirez par la narine gauche pendant 5 secondes.

   (Vous pouvez modifier ce nombre selon votre niveau de confort, mais gardez bien le même tout au long de l'exercice !)

5. Ouvrez la narine droite, puis fermez la narine gauche en appuyant l'annulaire et l'auriculaire contre le côté de votre nez. Expirez par la narine droite pendant 5 secondes.

   (Vous pouvez modifier cette durée, mais veillez à ce que la longueur d'inspiration et d'expiration soit identiques.)

6. Inspirez à nouveau par la narine droite. Répétez ceci dix fois.

7. Effectuez la respiration alternée en inspirant cette fois par la narine droite et en expirant par la narine gauche. Comme précédemment, mais avec les narines opposées. Répétez dix fois.

En inspirant et en expirant, laissez votre esprit se poser sur votre respiration. Laissez votre conscience se fondre dans votre respiration, pour qu'ils ne fassent plus qu'un. Vous pouvez répéter ce cycle autant de fois que vous le souhaitez. C'est un exercice qu'il est conseillé de faire tôt le matin ou en début de soirée. Vous pouvez également le faire quand vous vous sentez stressé ou submergé et que vous avez besoin de vous recentrer. Il instaure immédiatement un équilibre en égalisant l'énergie entre les polarités masculine et féminine de votre corps et de votre esprit.

Par la suite, vous préférerez peut-être tout simplement vous asseoir et méditer quelques instants. *Nadi shodhana* est un excellent moyen de calmer l'esprit et de le préparer pour des formes basiques de méditation, et vous pouvez constater qu'il vous permet de vous concentrer tout en restant détendu mais alerte.

Jala Neti

Dorénavant, vous avez sans doute compris que la respiration joue un rôle essentiel dans le yoga, en particulier la respiration avec le nez et les narines. Il est donc important de garder les voies nasales très propres. Du mucus risque toujours de s'accumuler notamment en raison de maladie, d'allergies ou à cause de la pollution.

Jala neti purifie votre nez et permet à l'air de circuler facilement. Cet exercice peut sembler un peu bizarre au début, mais je vous garantis que vous vous sentirez bien mieux après. Alors n'hésitez pas à le faire. Si vous éprouvez notamment des difficultés à respirer ou si vous souffrez de congestion, *jala neti* évacuera tout le mucus et la pollution qui stagnent dans vos voies nasales. Cela vous permet de pratiquer le yoga et pranayama bien plus confortablement.

Jala neti consiste à verser une solution saline dans une narine afin qu'elle s'écoule par l'autre narine, évacuant avec elle le mucus, la poussière et la pollution toxique qui s'y sont accumulés. Cela peut paraître un peu dégoûtant, mais ça ne l'est pas. Cet exercice est très agréable et constitue probablement le traitement le plus efficace en cas de congestion provoquée par un rhume, des allergies ou de la sinusite. Alors essayez. C'est probablement le moins bizarre des six shatkarmas ou exercices de purification — aussi bizarre que cela puisse paraître.

Comment faire

Pour faire *jala neti*, il vous faut un pot un peu spécial que l'on appelle pot de neti. Il est ouvert en haut et possède un long bec avec un embout qui s'adapte parfaitement à l'intérieur de la narine. L'idéal est un pot d'une contenance d'environ 500 ml d'eau. Vous pouvez facilement commander un pot de neti sur Internet. Vous en trouverez peut-être aussi en pharmacie.

Mélangez de l'eau tiède, à peu près à la température du corps, avec du sel. N'utilisez pas de sel iodé ou du sel avec des additifs tels que des agents anti-agglomérants. Du sel de mer pur ou casher font très bien l'affaire.

Comptez une cuillère à café de sel pour 500 ml d'eau. Mélangez bien, afin que le sel soit complètement dissout.

Puis versez une petite quantité d'eau par le bec verseur. Cela permet d'évacuer l'eau qui n'a pas été mélangée au sel.

Puis, en vous penchant au-dessus d'un évier et en inclinant légèrement votre tête, insérez l'extrémité du bec dans la narine gauche et inclinez le pot. Versez la solution dans la narine gauche jusqu'à ce que l'eau sorte par la narine droite. Continuez à verser jusqu'à ce que le pot soit vide. Tandis que vous faites cela, respirez par la bouche.

L'eau doit sortir directement de la narine et ne pas couler sur votre menton, alors ajustez votre position en conséquence.

Lorsque le pot est vide, mouchez-vous doucement au-dessus de l'évier pour expulser le mucus ou l'eau qui seraient restés à l'intérieur. Remplissez à nouveau le pot, puis répétez l'opération avec l'autre narine.

Ensuite, vous pouvez vous pencher en avant dans une baignoire ou une douche, en posant vos mains sur vos genoux. Penchez votre tête vers la gauche et la droite, pour permettre aux excès d'eau de s'écouler par vos yeux. Respirez énergiquement par le nez pour le sécher.

Une technique plus avancée consiste à aspirer la solution par la narine et à la recracher par la bouche. Mais, selon moi, mieux vaut maîtriser la première technique avant d'essayer la version avancée.

Bienfaits : *Jala neti* est un excellent moyen de soulager une congestion. Mais il supprime également les obstacles à la circulation de l'air dans les narines. Cela facilite alors la pratique du pranayama. Cela équilibre également le prana dans les canaux gauche et droit, ce qui à son tour équilibre l'activité entre les deux hémisphères du cerveau ainsi que l'énergie dans le corps. Cette pratique stabilise votre esprit, apaise votre humeur et soulage le stress.

Comment méditer

À présent que nous avons étudié les différentes postures pour la méditation, il serait sans doute utile d'expliquer un peu *comment* méditer. La méditation est à la mode de nos jours, et de nombreuses études scientifiques démontrent ses innombrables bienfaits. Cette pratique n'est pas seulement utilisée en thérapie, mais également au bureau et à la maison afin d'améliorer la qualité de vie globale des gens.

Il est prouvé que la méditation réduit le stress, augmente la concentration et les performances cognitives, réduit l'anxiété et la dépression et dope votre humeur. L'avantage, c'est qu'il est également facile de méditer. Alors si vous avez le moindre doute ou des hésitations quant à votre capacité à entrer dans cette pratique, ne vous inquiétez pas. Essayez déjà pendant cinq minutes.

Asseyez-vous dans une des positions de méditation décrites précédemment, avec le dos droit, mais dans une posture décontractée. Peut-être préférerez-vous vous asseoir sur un coussin afin de diminuer la pression exercée sur votre dos et vous permettre ainsi de rester immobile plus longtemps.

Vos yeux peuvent être ouverts ou fermés. C'est comme vous voulez. Si vous ouvrez vos yeux, posez votre regard devant vous et dirigé vers le bas, soit au repos dans le vide ou sur le sol. Quoi qu'il en soit, laissez vos yeux se détendre, sans vous tendre ni trop vous concentrer.

Prenez un moment pour sentir la masse et le poids de votre corps peser sur l'endroit où vous êtes assis. Sentez la pression de votre corps en appuyant sur le sol ou le coussin, ainsi que le poids de vos pieds ou vos genoux sur le sol. Prenez le temps de bien sentir le poids de votre corps là où il est en contact avec le sol.

Ensuite, prenez quelques respirations profondes — comme si vous poussiez de gros soupirs. Cela permet de relâcher toute la tension que vous retenez dans votre corps. Visualisez chaque partie de votre corps, essayez de remarquer toute tension ou douleur ou, au contraire, toute sensation agréable. Ne faites rien pour soulager ou modifier les tensions que vous ressentez. Contentez-vous de les constater.

À présent, dirigez votre attention sur votre respiration, sentez l'air entrer et sortir dans votre corps. Essayez de vraiment sentir ce souffle — le froid sur vos narines lorsque vous inspirez, le gonflement de vos poumons, l'ouverture du diaphragme. Sentez la chaleur dans votre nez quand vous expirez et le dégonflement de votre poitrine quand l'air quitte votre corps.

N'essayez pas de vous concentrer d'une manière tendue, mais laissez seulement votre esprit se poser. L'esprit doit se fondre dans le souffle et s'identifier avec lui, sans tension.

Au début, cela vous permettra de compter le rythme de votre respiration. Ainsi, à chaque respiration, comptez, *un*, *deux*, *trois*, etc., jusqu'à *dix*. Puis recommencez à compter à partir de *un*. Ne vous inquiétez pas si votre esprit vagabonde ou si vous êtes distrait par des pensées ou des émotions. En douceur, redirigez votre esprit sur votre souffle et recommencez à compter à partir de *un*.

Voilà ! Restez dans cette position, en vous concentrant sur votre respiration, pendant cinq à dix minutes. Si vous ne pouvez pas vous empêcher de consulter votre montre, utilisez une application sur votre téléphone pour sonner la fin de l'exercice, afin de libérer votre esprit du temps qui passe.

Pratiquer la méditation quotidiennement fera des merveilles sur votre niveau de stress et votre humeur, et vous offrir une expérience plus heureuse et plus complète de la vie. Une seule séance de méditation de cinq minutes le matin vous met de bonne humeur pour le reste de la journée. En plus des autres postures de yoga abordées dans ce livre, la méditation est un moyen puissant d'augmenter votre bien-être et d'améliorer votre qualité de vie.

Si vous souhaitez en savoir plus sur la méditation, je vous invite à consulter La bible de la méditation pour les débutants et La méditation : Le voyage au-delà de l'esprit sur Amazon.

Sama Vritti / Respiration équilibrée

Sama vritti est une respiration harmonieuse destinée à équilibrer l'air et l'énergie que vous inspirez et expirez. Cette technique de respiration est accessible à tous les niveaux et est facile à comprendre. Elle consiste à inspirer et expirer pendant la même durée. Le mot sanscrit *sama* se traduit par « même » et *vritti* se traduit par « fluctuation », qui correspondent souvent aux « pensées » du cerveau. Afin de débarrasser l'esprit de ces *vrittis* ou fluctuations, on peut pratiquer *sama vritti* afin d'égaliser la respiration et apaiser l'esprit.

Souvent quand on respire, nos inhalations et nos exhalations ne sont pas de durée égale. Cela peut signaler un déséquilibre dans notre corps ou notre esprit sur la façon dont nous régulons notre énergie. Cette technique de pranayama vous aidera à les harmoniser afin que l'inspiration et l'expiration soient de même durée. De cette façon, nous pouvons considérer l'inhalation comme une prise d'énergie et l'expiration comme un don d'énergie ; par conséquent, une fois l'équilibre établi, nous ne donnons ou ne prenons jamais trop et pouvons ainsi vivre selon un parfait équilibre.

Cette technique de respiration est également très apaisante et tout le monde peut l'apprendre, même les enfants ! Elle peut réduire le stress et l'anxiété de façon naturelle - en utilisant simplement l'énergie de notre corps. Elle est très utile car elle influe directement sur le système nerveux parasympathique en l'activant, ce qui permet de réduire la fréquence cardiaque.

Sama vritti est un moyen d'apaiser tout esprit troublé et de préparer le corps et l'esprit pour des exercices de pranayama ou de méditation. C'est une excellente façon de commencer une séance de pranayama car vous contrôlez votre souffle et votre énergie dès le début.

Comment faire *Sama Vritti*

1. Pour commencer, trouvez une position assise confortable qui étire votre colonne vertébrale. Allongez votre souffle et commencez à observer votre respiration. Notez la durée de vos inspirations et de vos expirations. Vous pouvez faire cela en comptant. Essayez de compter lentement et régulièrement. Respirez naturellement.

   Vous remarquerez sans doute un décalage entre l'inspiration et l'expiration. Ne vous en faites pas ; c'est normal. Cela peut également varier d'un jour à l'autre, selon votre niveau d'énergie.

2. À présent, nous allons commencer à équilibrer votre respiration. Nous commencerons par une inspiration en 4 temps et une expiration en 4 temps. Peut-être pouvez-vous inspirer ou expirer plus longtemps ; cependant, nous voulons d'abord travailler sur l'égalisation de la respiration avant de l'allonger. Avec le temps, vous pourrez allonger le temps d'inspiration afin d'augmenter votre capacité pulmonaire.

3. S'il est pour vous problématique de compter de façon régulière, essayez de compter « 1 OM, 2 OM, 3 OM » et ainsi de suite jusqu'à ce que vous trouviez un rythme naturel. Commencez par 10 respirations et peu à peu, vous pouvez en faire davantage. Au fil du temps, vous pouvez également allonger votre respiration en ajoutant 1 temps, et ainsi aller jusqu'à 5, 6, 7, 8... pour chaque respiration.

N'oubliez pas d'être doux avec vous-même et de ne pas forcer votre respiration. Vous ne devez créer aucune tension lors de la pratique de *Sama Vritti*. Il s'agit d'un important pranayama à maîtriser avant de passer à des techniques plus avancées, dans lesquelles la respiration peut être de longueur inégale. Avec le temps et la pratique, vous pouvez commencer à incorporer *Sama Vritti* lors de la réalisation des postures, en équilibrant votre respiration pendant que vous tenez les postures ou même quand vous pratiquez *vinyasa* et la salutation au soleil !

Kapala Bhati

Kapala Bhati est à la fois un pranayama et un shatkarma. Les shatkarmas sont une série de six techniques yogiques de nettoyage intérieur qui ont été exposées dans le Hatha Yoga Pradipika. Parmi les autres techniques de nettoyage, bon nombre agissent sur le côlon ou la santé digestive ; toutefois, celle-ci concerne la respiration ainsi que la santé du cerveau. Il est préférable de l'effectuer après avoir appris à contrôler votre respiration de base à travers les exercices de respiration *Sama Vritti* et *Ujjayi.*

Aussi connue sous le nom de « crâne qui brille», la respiration *kapala bhati* est censée purifier le lobe frontal du cerveau. Le mot sanscrit *kapala* se traduit par « crâne » et *bhati* par « lumière ». Lors de cet exercice, l'attention doit être portée sur la zone du troisième œil, située entre les sourcils. Cette attention, ainsi que la respiration, peuvent améliorer la concentration et les facultés mentales.

Bienfaits de Kapala Bhati :

- Augmentation du métabolisme
- Détoxication
- Tonification du ventre
- Stimulation de l'esprit
- Stimulation de la digestion
- Amélioration de la circulation sanguine

1. Asseyez-vous confortablement avec la colonne vertébrale étirée et les yeux fermés.

2. Pour effectuer cette respiration, inspirez longuement pour emplir vos poumons. Puis, commencez à expirer avec force par le nez de façon rythmique. Cette inspiration n'est pas forcée, elle viendra naturellement.

3. En faisant cela, rentrez le ventre en le poussant vers la colonne vertébrale à chaque expiration.

4. Concentrez votre dristhi interne, ou point de regard, sur votre troisième œil situé entre les sourcils lorsque vous réalisez cet exercice.

5. Commencez par 10 respirations et augmentez progressivement.

L'expiration forcée est très purifiante pour votre système respiratoire car elle va expulser les toxines et les autres matières résiduelles directement hors de vos poumons. En outre, elle peut nettoyer les sinus et renforcer votre diaphragme, ou muscles respiratoires. Lorsque le système respiratoire est nettoyé régulièrement, vous pouvez mieux prévenir les allergies et les rhumes, en stimulant le système immunitaire pour être en bonne santé.

Dans un premier temps, lors de l'apprentissage de cette respiration, vous aurez l'impression d'avoir beaucoup de choses à coordonner en même temps. C'est un peu comme caresser votre ventre en vous frottant la tête en même temps ! Mais, en réalité, vous apprenez à coordonner votre corps avec votre énergie et à contrôler celle-ci. C'est l'un des principes de pranayama - apprendre à contrôler son énergie.

Un des aspects intéressants de cet exercice tient au fait que *kapala bhati* inverse réellement vos habitudes de respiration. Notre modèle de respiration normal est une inhalation active et une expiration passive. À l'inverse, dans *kapala bhati*, l'inhalation est passive et l'expiration est active.

Kapala bhati peut également augmenter la quantité d'oxygène dans votre corps, qui fournit l'énergie et la stimulation pour le cerveau. C'est pourquoi c'est une respiration vivifiante et qu'il est préférable d'effectuer le matin, quand l'estomac est vide. Mieux vaut ne pas manger avant d'effectuer cet exercice, car il peut aussi stimuler votre digestion.

Lorsque vous commencez à apprendre *kapala bhati*, ne cherchez pas à aller trop vite. Apprenez à contrôler l'expiration rythmée et énergique de la respiration. En revanche, essayez de garder un rythme régulier. Vous pouvez faire cela en comptant chaque respiration et en veillant à ce que la durée soit toujours la même.

Tout d'abord, commencez par 10 respirations. Travailler d'abord sur le souffle. Ensuite, vous pouvez essayer d'ajouter le pompage de l'abdomen. Pour apprendre à pomper votre abdomen, placez une main sur votre ventre au niveau du nombril et essayer de contracter votre ventre avec votre main de façon rythmique et contrôlée. Vous remarquerez très vite que cela se produit tout naturellement sur l'expiration.

Après cette étape, il est temps de joindre les deux. Appliquez-vous pour réaliser ces étapes jusqu'à ce que vous puissiez effectuer des séries de 20 à 30 respirations contrôlées. Puis, une fois que vous êtes à l'aise avec cela, vous pouvez ajouter le composant final, qui est l'addition de la dristhi, ou regard intérieur. Le regard intérieur se dirige sur la zone du troisième œil, qui est aussi votre lobe frontal. Alors maintenant, vous pouvez synchroniser votre souffle, le pompage de l'abdomen et le mouvement ascendant de votre dristhi afin de sentir remonter votre énergie ou prana à partir du ventre jusqu'à la tête. Cette méthode de purification peut rajeunir le corps et rafraîchir l'esprit.

Bienfaits du yoga

Au cours de la dernière décennie, de nombreuses recherches scientifiques ont porté sur les bienfaits du yoga pour le corps et l'esprit humain. Aux Etats-Unis, le National Institute of Health a dépensé des millions de dollars pour la recherche sur le yoga, et désormais de nouvelles études découvrent chaque jour d'autres bienfaits du yoga.

Des milliers d'études révisées par des pairs ont maintenant été menées. En vérité, la pratique du yoga procure tant de bienfaits qu'il me serait sans doute impossible de tous les énumérer dans ce livre. Alors en voici quelques-uns dont vous bénéficierez en développant une pratique cohérente du yoga :

- Amélioration de la souplesse
- Renforcement des muscles
- Réduction du risque de maladies cardiaques et d'accidents vasculaires cérébraux
- Soulagement de l'asthme
- Amélioration de la mémoire
- Réduction de l'insomnie
- Soulagement de la douleur plus efficacement que les médicaments
- Amélioration de la posture
- Diminution de la glycémie
- Prévention de la rupture des cartilages et des articulations
- Protection de la colonne vertébrale
- Aide à la perte de poids
- Ralentissement du processus de vieillissement
- Aide à sortir des dépendances
- Aide à combattre la dépression

- Augmentation de l'énergie
- Augmentation de l'endurance
- Amélioration de la fertilité
- Réduction de la douleur associée à l'arthrite, la fibromyalgie et autres maladies chroniques
- Augmentation de la fonctionnalité du système immunitaire
- Augmentation du flux sanguin
- Réduction du stress et de l'anxiété
- Amélioration des relations avec l'entourage
- Amélioration des performances athlétiques
- Baisse de la pression artérielle de manière plus efficace que les médicaments
- Régulation des glandes surrénales
- Amélioration de la concentration
- Renforcement du mental
- Stimulation de la créativité
- Sommeil plus profond
- Diminution de la tension musculaire
- Amélioration de l'équilibre
- Intensification du sentiment de bonheur et de la sensation de vitalité
- Amélioration de la conscience de soi
- Tranquillité d'esprit, bonheur et joie
- Développement de l'intuition
- Développement de la sagesse

Intégrer le yoga dans votre routine

Faire du yoga, c'est un peu comme aller à la salle de sport. Si vous pratiquez régulièrement, vous êtes en meilleure forme. En revanche, si vous relâchez votre pratique, vous prenez de l'embonpoint. Afin d'atteindre un état profond de paix intérieure, de clarté mentale et de bonheur, vous devez pratiquer le yoga régulièrement.

En 2010, une étude menée à l'University College de Londres a montré qu'il faut en moyenne 66 jours pour créer une nouvelle habitude. Cela signifie que vous devez investir environ deux mois d'efforts avant que la méditation devienne une pratique automatique – quelque chose que vous faites sans même y penser, c'est-à-dire une habitude.

La clé pour transformer le yoga en automatisme est d'en faire votre priorité absolue pour les 66 jours à venir. Le yoga doit devenir l'activité la plus importante de votre journée. Voici 9 façons de développer l'habitude de faire du yoga :

Sachez vraiment POURQUOI

Il est important de savoir clairement pourquoi vous voulez intégrer le yoga à vos habitudes. Lisez à nouveau la liste des bienfaits du yoga et décidez exactement pourquoi vous voulez pratiquer le yoga. Êtes-vous motivé pour soulager le stress, vaincre l'anxiété, avoir plus de succès ou construire des relations plus solides ? Assurez-vous que votre POURQUOI résonne profondément en vous. Une fois que vous savez exactement POURQUOI, commencez à visualiser votre réussite. Imaginez votre vie une fois que vous aurez atteint votre objectif et utilisez cette image pour vous motiver à continuer tout au long de votre parcours de yoga.

Prenez un engagement avec vous-même

Prenez un instant et faites-vous le serment de faire dorénavant du yoga chaque jour. Promettez-vous fermement de vous y tenir et de ne jamais abandonner. Sentez l'énergie monter à l'intérieur de votre corps et scellez cet engagement dans votre cœur.

Commencez petit

Il n'y a aucune « bonne » durée de pratique du yoga. Si vous êtes débutant, ne tombez pas dans le piège de vouloir faire du yoga pendant des heures. Vous n'êtes tout simplement pas assez habitué pour tenir un tel rythme. Vous pouvez commencer avec 5 petites minutes de yoga quotidiennes et ensuite progressivement augmenter cette durée. Il est essentiel de ne pas vous surmener lorsque vous débutez – 5 minutes quotidiennes de yoga valent bien mieux que 5 heures de yoga de temps à autre.

Fixez-vous une durée et un déclencheur

Lorsque vous essayez de développer une nouvelle habitude, il est très important d'avoir un déclencheur qui vous rappelle de mettre en œuvre ce nouveau comportement chaque jour à la même heure. Le plus simple consiste à intégrer votre méditation à votre routine du matin ou du soir. Il est important de choisir un déclencheur vous permettant de juxtaposer facilement le nouveau comportement sur une habitude déjà existante. Par exemple, vous pouvez décider que vous allez faire du yoga chaque jour après vous être brossé les dents le matin ou juste avant d'aller vous coucher.

Suivez vos progrès

Un calendrier permet de suivre vos progrès et de les pouvoir les visualiser. Notez chaque fois que vous pratiquez votre nouvelle habitude. Cela vous incitera à continuer même quand cela devient plus difficile. Interrompre votre série vous sera alors plus douloureux. Vous pouvez également utiliser des applications sur votre téléphone ou votre tablette, que j'ai personnellement trouvé extrêmement utiles.

Rendez des comptes

Trouvez un ami à qui vous rapporterez vos progrès, de préférence quelqu'un qui cherche également à développer une pratique de la méditation à long terme. Cela augmentera considérablement vos chances de réussite. Quand on doit rendre des comptes à quelqu'un, il est beaucoup plus difficile de sauter une séance.

Diviser vos séances

Une astuce toute simple, que vous pouvez utiliser pour rendre votre pratique du yoga plus agréable, consiste à diviser une séance en deux séances plus courtes. Cela vous permettra d'augmenter facilement la longueur totale de votre séance. Au lieu d'essayer de pratiquer pendant 30 minutes en une seule fois par exemple, il est plus facile de le faire pendant 15 minutes le matin et 15 minutes le soir.

Récompensez-vous

On recommence toujours une chose pour laquelle on a été récompensé. Votre cerveau associe constamment la douleur et le plaisir à tout ce que vous faites. Alors si vous voulez bien ancrer votre habitude du yoga, trompez votre cerveau en vous récompensant juste après avoir terminé votre séance. Il peut s'agir d'une simple petite tape dans le dos et de vous dire : « Bravo, tu as fait des progrès aujourd'hui ! ».

N'oubliez pas, la cohérence est la seule façon de faire entrer le yoga dans vos habitudes. En pratiquant tous les jours, vous allez créer de nouvelles voies neurales qui rendront ce comportement automatique et bientôt vous n'aurez même pas à faire preuve de volonté pour commencer votre séance. Prenez l'habitude de faire du yoga sur le long terme et cela transformera tous les aspects de votre vie.

Conclusion

J'espère que ce livre vous a permis de comprendre comment la pratique du yoga peut apporter paix, bonheur et joie dans votre vie. L'étape suivante consiste à mettre en pratique ce que vous avez appris et à développer une pratique du yoga sur le long terme. Cela peut être un processus difficile, mais je vous assure que le jeu en vaut la chandelle - vous jouirez d'une vie plus heureuse, plus paisible et équilibrée sans stress ni anxiété et dépression.

Je vous souhaite de réussir au long de votre voyage dans l'univers du yoga et j'espère que vous commencerez rapidement à récolter les fruits étonnants que le yoga a à offrir.

Enfin, si vous avez aimé ce livre, je voudrais vous demander une faveur. Auriez-vous l'amabilité de partager vos pensées et d'écrire un commentaire sur ce livre sur Amazon ? Vous pouvez également me faire savoir ce que vous aimeriez voir dans les futures éditions de cet ouvrage.

Votre opinion est importante pour que ce livre rencontre un public aussi vaste que possible. Plus ce livre recueillera de commentaires, plus les gens auront la possibilité de le découvrir et de profiter des avantages incroyables du yoga.